암환자의 증상 관리와 재활
100문100답

지원진료센터 지음

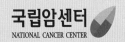

추천사

　지난 2001년에 개원한 국립암센터는 우리 국민 네 명 중 한 명의 사망 원인인 암(癌)을 전문적으로 연구, 진료하고 암환자의 삶의 질을 높여 국민 보건복지 향상에 이바지하고자 설립된 기관입니다.

　국립암센터에서는 최상의 진료를 제공하고, 첨단 연구를 수행하는 외에 암에 대한 올바른 정보를 널리 알리는 일에도 많은 노력을 기울여 왔습니다. 국가암정보센터(www.cancer.go.kr)를 운영하여 암 관련 통계와 자료를 제공해 왔고, 환자들의 절실한 물음과 그에 대한 답을 모아 책으로 만든 '100문100답' 총서를 발간하고 있습니다. 이 책은 그중에서 증상 관리와 재활에 대한 책입니다.

　환자들이 병원에서 암에 걸렸다는 진단을 받고 치료를 하다 보면 많은 증상들을 경험하게 됩니다. 그러나 막상 이러한 증상들을 어떻게 관리하고 대처해야 하는지, 언제 좋아지는지 등 다양한 궁금증에 대한 답을 찾기가 쉽지 않습니다. 각종 웹사이트와 블로그 등에는 암에 대한 숱한 이야기가 올라 있지만 이러한 궁금증을 해소해 주는 올바른 정보를 얻기는 쉽지 않습니다. 그래서 환자와 가족들은 답답하고 불안해지게 마련입니다. 효율적으로 증상을 관리하고 대처하는 것은 성공적으로 치료를 마칠 수 있게 하는 관건이므로 올바른 정보의 제공이 암 치료 과정에서 중요한 일이 아닐 수 없습니다.

암환자들이 암을 이기고 건강을 회복하는 과정에서 또 하나 중요한 것이 재활입니다. 효과적인 재활을 통해서 자신을 되찾고 본래의 삶으로 돌아가는 것이 암 치료의 궁극적인 목표이기 때문입니다.

국립암센터 지원진료센터의 의료진과 간호부 및 여러 전문가들이 그간 각 분야에서 축적해온 경험을 바탕으로 만든 이 책이 환자들과 가족, 그리고 일반 독자에게도 두루 도움이 된다면 더 바랄 바가 없겠습니다.

―국립암센터 원장 이진수

책머리에

최근 의학이 눈부시게 발전한 덕분에 암은 이제 불치병이 아니고, 암 진단은 더 이상 시한부 삶의 선고가 아니게 되었습니다. 암환자의 생존율이 꾸준히 향상되어 5년 이상 생존하는 비율이 3분의 2에 가까워졌습니다. 고령화 사회의 여파로 암 발생률 또한 높아져서 암을 앓고 있거나 완치 후 살고 있는 사람의 수가 최근 100만 명을 넘어섰는데, 이 수치는 암이 장기 생존이 가능한 만성 질환이 되고 있음을 말해주는 것이기도 합니다.

하지만 암은 여전히 예후가 불확실하고 자칫하면 목숨을 위협하는 까다로운 질환입니다. 공격적인 치료법이 속속 등장하고 투병 기간이 점점 늘어남에 따라 암환자가 겪는 고통이 오히려 심해지는 경우도 적지 않습니다. 환자는 암이라는 질병에 따르는 다양한 증상뿐 아니라 수술, 항암화학요법, 방사선요법 등 치료 과정의 부작용으로도 괴로워합니다. 그 와중에 이런저런 기능을 상실하는 바람에 사회생활 복귀가 어려워지기도 합니다.

의료진도 그동안엔 암 자체에 대처하는 데 급급하여 그것을 앓고 있는

'사람'을 돌아보지 못한 측면이 없지 않았습니다.

이제는 삶의 길이, 얼마나 오래 사느냐에 못잖게 삶의 질, 즉 얼마나 충만하게 사느냐가 중요해진 시대입니다. 암환자의 신체와 정신을 가로지르는 복합적인 증상들을 잘 관리하여 완화시키고 기능을 회복시킴으로써 일상생활로 빨리 복귀해 삶을 알차게 영위하도록 도와주는 일이 중요한 과제가 되었습니다.

암환자의 치유와 삶의 질 향상이라는 막중한 사명을 자임하고 2001년 개원한 국립암센터는 우리나라의 기존 임상진료 체계와 달리 질환별·기능별로 15개 센터를 운영하는 혁신적인 환자 중심 시스템으로 부속병원을 출범시켰습니다.

그중 지원진료센터는 여러 분야의 전문의가 모여서 암환자들이 겪는 다양한 동반 질환 및 심신 증상을 예방, 진단하고 치료하는 한편 재활을 지원하고 환자와 보호자에 대한 교육과 지속적인 정보 제공도 하는 곳입니다. 특히 정신건강클리닉, 통증클리닉, 재활의학클리닉, 완화의료클리닉 등이 통합지지의료팀을 구성하여 '환자 중심'이라는 지고의 가치를 실현하려 노력하고 있습니다.

암환자의 각종 증상을 조기에 선별하여 통합적으로 관리하는 것이 통합지지의료의 목표입니다. 아울러 이 같은 시스템이 저희 병원에 국한되지 않고 전국적으로 확산될 수 있도록 국립암센터의 국가암사업본부와 함께 노력하고 있습니다.

그동안 지원진료센터에서는 매주 통합지지에 관한 병원 내외 전문가들의 집담회와 환자 설명회를 여는 등 지지의료의 연구와 홍보, 교육을 위해 노력해왔습니다. 이 책『암환자의 증상 관리와 재활』도 그 일환으로 재활의학클리닉 정승현 박사가 주도하고 여러 필자가 참여해 만든 소중한 결과물입니다. 암환자가 겪는 심신의 증상을 두루 설명하고, 그것을 슬기롭게 관리하고 해결하는 데 도움이 될 알뜰한 정보와 제언을 담고 있습니다.

이 작은 책이 암환자들의 투병과 재활에 나침반 구실을 했으면 좋겠습니다. 아직 부족한 부분이 많지만, 이런 조그만 노력들이 시발점이 되어 우리나라의 암 의료 문화가 보다 환자 중심으로 나아가기를 기대합니다.

—국립암센터 지원진료센터장 김종훈

암 치료 후의 생활

진행성 암과 말기암 환자의 삶

심리적인 문제

86　유방암 수술을 받고 지금은 타목시펜을 먹고 있는 30대 말 주부입니다. 처음에는 순간적으로 얼굴이 확 달아오르고 식은땀이 나서 잠도 잘 못 자고 몹시 불편했습니다. 이제 조금 견딜 만하지만 불면증은 별로 나아지지 않습니다. 게다가 감정조절이 어렵습니다. 다른 환자분들 말로는 타목시펜 때문에 우울증이 생긴 것이라고 하는데, 우울증 약을 꼭 먹어야 하나요? 125

87　60대인 남편이 3년 전에 폐암 진단을 받고 수술과 방사선치료, 다섯 번의 항암화학요법을 받았습니다. 그런데도 종양의 크기가 줄지 않고 몸 상태도 점점 악화되어 두 달 전 항암치료를 중단했습니다. 남편은 "이제 치료를 견뎌낼 힘도 없고 희망도 사라졌다. 차라리 지금 죽어버리고 싶다"라는 말을 자주 합니다. 혹시 자살하려는 것은 아닐까 걱정이 됩니다. 126

88　암 진단을 받은 후 불안해서 잠을 잘 자지 못한다고 했더니 주치의가 정신건강의학과 상담을 받아보라고 했습니다. 거기 가면 무조건 신경안정제를 먹어야 하나요? 일단 먹기 시작하면 중독이 될까봐 걱정스럽습니다. 치료비가 비싸지는 않은가요? 127

89　3년 전에 대장암 진단을 받고 대장절제술과 항암화학요법 등 힘겨운 치료를 마쳤습니다. 수술하신 선생님은 치료도 잘 되었고 재발의 낌새도 없다고 합니다. 하지만 재발을 하면 암 치료를 또 받아야 하는지, 아니면 아예 수술도 못 받고 죽어야 하는 건지 걱정이 태산입니다. 언제나 이런 불안에서 벗어날 수 있을까요? 128

90　유방암 환자입니다. 암 자체에 대해서는 큰 걱정 없이 잘 적응하고 있습니다. 그런데 벽에 걸린 이후 사람이 많은 곳이나 꽉 막힌 곳에 가면 숨이 막히고 식은땀이 납니다. 지하철을 타기도 힘들고, 식당에 갈 때도 사람이 붐비는 곳은 싫습니다. 날이 아무리 차도 창문을 다 열어놓아야 속이 후련합니다. CT나 MRI 정기 검사를 받을 때도 좁은 공간에서 하기 때문에 몹시 불편합니다. 어떡하지요? 129

91　위암 수술을 받고 지난달부터 항암치료 중인 환자입니다. 항암제 부작용이 생각보다 적어서 수월한 편이지만 주사를 처음 맞은 날부터 잠이 오지 않고, 겨우 잠들어도 중간에 자꾸 깹니다. 수면제를 처방 받아서 몇 번 먹어봤

는데, 잠이 들기는 하지만 다음날 아침에 머리가 너무 아픕니다. 불면증이 계속되면 면역력이 떨어져서 암 치료에도 좋지 않다지요? 130

92 간 이식 수술을 받은 아버지가 수술 이틀 뒤부터 횡설수설하시면서 사람도 잘 알아보지 못합니다. 밤새 헛것이 보이는지 헛손질을 하시다가 낮에는 계속 주무시고, 다시 밤이 되면 증상이 악화됩니다. 간호사에게 '도둑' 이라 하고, 벽에 걸린 옷을 보고 '귀신' 이라며 소리 지르시는 모습을 보고 깜짝 놀랐습니다. 주치의 선생님은 "치매는 아니고 일시적인 섬망"이라고 하더군요. 섬망이 무엇이고, 간병은 어떻게 합니까? 132

93 작년에 유방암 수술을 했습니다. 당시 주치의는 유방보존술을 택해도 된다고 했지만 제가 방사선치료까지 하기가 싫어서 유방절제술을 받았습니다. 유방재건은 몇 년 뒤에 재발이 없으면 받으려고 합니다. 그런데 수술 후에 제가 다른 사람의 시선에 예민해진 것 같습니다. 평상시에 사우나 가기를 좋아했지만 수술 후엔 갈 자신이 없습니다. 뿐만 아니라 저의 벗은 모습을 스스로 보기가 힘듭니다. 남편은 괜찮다고 하지만, 예전처럼 성생활을 즐길 수가 없습니다. 앞으로 어떻게 살아야 하나요? 133

94 작년에 직장암 수술을 받고 장루로 배설을 하게 되었습니다. 수술 전에 다니던 직장에 복귀했는데, 동료들에게 창피해서 아직 장루 얘기를 못했습니다. 화장실 갈 때마다 신경이 쓰이고, 혹시 대변이 흘러내리지 않았을까, 냄새가 나지 않을까 늘 걱정이 됩니다. 다른 사람들은 잘 적응한다는데 저는 왜 이렇게 힘들까요? 135

95 유방암으로 수술과 항암치료를 받았습니다. 얼마 전부터 멍한 느낌이 들고 자주 깜박깜박해서 물건도 잃어버리고 할 일도 잘 잊어버립니다. TV 드라마를 봐도 바로 앞의 스토리가 생각나지 않습니다. 항암치료 때문에 치매 증세가 온 걸까요? 아니면 전신마취를 받아서 머리가 나빠졌나요? 지난번의 머리 MRI 검사에서는 아무 이상도 안 보였다는데, 그 후에 머리로 암이 전이된 것은 아닐까 걱정도 됩니다. 136

96 동생이 백혈병으로 일주일 전에 조혈모세포 이식을 받았습니다. 아직 무균실에서 지내는데 많이 답답하다고 합니다. 밤에 잠을 자지 못하고 몹시 초

조해합니다. 저도 무균실에서 함께 지내면서 간병을 하는데 신경이 예민해지는 것 같습니다. 동생을 어떻게 도우면 좋겠습니까? 137

97 초등학교에 다니던 딸이 뇌종양에 걸려 수술과 양성자 치료를 받았습니다. 2년에 걸친 치료가 다 끝나서 학교로 복귀하게 되었습니다. 하지만 학교생활을 잘 해나갈 수 있을지 걱정입니다. 아이의 오빠는 제가 거의 신경을 쓰지 못했는데도 1등만 해서 고맙고 미안합니다. 이제 아이들에게 어떻게 해주어야 할까요? 139

98 시아버지께서 3년 전 폐암 수술을 받았는데 얼마 전 다른 쪽 폐에 재발했습니다. 연세가 많아서 항암치료는 않기로 하고 호스피스 입원을 기다리고 계십니다. 통증도 심하지 않고 호흡곤란도 별로 없는 등 전반적인 신체 상태는 아직 괜찮습니다. 하지만 말씀이 적어지고 식사도 잘 드시지 않습니다. "내가 빨리 죽어야 될 텐데"라는 말을 반복하시면서 가끔 아파트 베란다 아래를 물끄러미 내려다보시는데, 그럴 때마다 혹시나 하는 생각에 불안해집니다. 140

99 유방암 2기 진단을 받은 주부입니다. 현재 항암치료 중이고 다음 달에 수술을 받을 예정입니다. 연년생인 중학생 자녀가 둘 있습니다. 엄마가 암에 걸렸다는 사실을 알면 사춘기인 아이들이 충격을 받을까봐 아직 이야기를 못하고 있습니다. 어떻게 말을 꺼내면 좋지요? 141

100 제 어머니는 젊은 시절에 고부갈등으로 스트레스를 많이 받았다고 합니다. 몇 년간 우울증 치료를 받은 적도 있습니다. 지금은 다 나았다지만 신경이 예민하고 마음이 약한 편입니다. 그런데 지난달에 뜻하지 않게 폐암 진단을 받았습니다. 아직 본인은 모르십니다. 암이라는 것을 아시게 되면 그 충격으로 금방 돌아가실 것 같습니다. 예순이 넘으셨으니 수술과 항암치료를 견뎌내실 수 있을지도 걱정입니다. 주치의는 병명을 알려드려야 한다고 하지만 망설이게 됩니다. 142

암과 그 치료에 따르는 증상들

01. 암환자에게 생기는 증상에는 어떤 것들이 있습니까?

암환자들은 치료 중이나 치료 후에 여러 가지 심신 증상을 호소합니다. 암종에 따라, 치료 시기에 따라 매우 다양하지만 가장 흔한 것은 통증, 피로, 기운 없음, 식욕감퇴, 체중저하, 입마름증, 변비, 호흡곤란, 구역질(오심), 구토, 기침, 어지러움, 구강염, 부종, 소변장애, 연하곤란(嚥下困難, 음식물을 삼키기 힘든 상태), 출혈, 손발저림, 피부질환 등의 신체 증상입니다. 아울러 우울, 수면장애, 인지장애, 불안, 예민함 등의 심리 증상도 많이 나타납니다.

02. 그런 현상들은 왜 생기지요?

암환자의 증상은 크게 보아 암 자체로 인한 것과 암 치료에 따르는 것으로 나눌 수 있습니다. 이중 암 자체로 인한 것, 즉 암의 직접적 영향에 의한 증상은 암 덩어리나 세포가 정상 기관, 정상 조직을 누르거나 손상하기 때문에 생깁니다. 진행된 암에서 이런 증상들이 흔히 보입니다. 또한 암세포에서 나오는 여러 가지 화학물질과 항체 따위가 정상 세포를 손상하거나 면역체계를 교란하여 이런저런 증상을 유발하기도 합니다.

암 치료법에는 수술과 항암화학요법, 방사선요법이 있는데 이들 모두 치료 과정에서 신체의 정상 조직이나 조절 체계에 영향을 미치며, 그 결과 다양한 증상이 나타납니다. 대부분은 주어진 상황에서 예상할 수 있는, 불가피하거나 피하기 어려운 것입니다. 예컨대 수술의 경우, 특정 조직이나 기관이 제거되면 그로 인한 여러 증상이 발생하게 마련입니다. 따라서 인과관계에 관한 구체적 고려 없이 막연하고 단순하게 '후유증'이나 '합병증'으로 치부해버릴 수는 없습니다.

03. 항암치료 때 몸에 이상이 많아지는 까닭은 뭔가요?

항암화학요법, 흔히 항암치료라고 부르는 것은 약물 즉 항암제를 몸에 투여하는 치료법입니다. 수술과 방사선요법이 국소적 치료 방식인 데 비해 이것은 전신적인 치료 방식입니다. 항암제는 온몸을 돌면서 암세포를 공격하는데, 이때 건강하고 정상적인 세포 (특히 입과 소화기관의 점막세포, 골수, 모낭세포 따위)까지 파괴하게 됩니다. 항암치료에 따르는 증상들은 이처럼 건강한 세포가 파괴된 결과로 나타납니다. 흔한 것으로 구내염, 탈모, 구역질, 구토, 골수 기능 저하에 따른 증상(오한, 식은땀, 고열, 배뇨 시 불편감, 상처나 정맥관 삽입 부위의 발적[빨갛게 부어오름] 및 부종, 출혈), 손발 저림, 변비, 설사, 피부와 손발톱의 변화, 피로 등이 있고, 그 밖에 여러 장기의 기능 저하에 따른 증상이 나타날 수 있습니다.

04. 방사선치료에 따르는 증상들은 무엇입니까?

방사선치료는 암 부위에 방사선을 쏘아서(이를 '조사[照射]' 라 합니다) 종양을 없애거나 줄이는 방법입니다. 이 요법을 받는 환자들은 대부분 피로를 경험합니다. 치료가 진행되면서 방사선을 쐬는 부위의 피부가 검게 변하거나 짓무르거나 벗어질 수 있고, 일대의 조직이 딱딱해질 수도 있습니다. 또한 치료 기간에 복부 팽만감, 식욕 감퇴, 구역질, 구토 등의 증상이 나타나기도 합니다. 머리에 방사선치료를 받는다면 탈모가 되고, 구강이나 목 주위에 방사선을 쐬면 구내염, 구강 건조 증상이, 식도 부위라면 따갑고 쓰라린 증상이 나타납니다. 골반 부위에 방사선치료를 받을 경우에는 설사나 하혈이 올 수 있습니다. 뼈의 경우에는 골절에 유의해야 합니다. 이처럼 방사선치료를 받는 부위에 따라 다양한 증상을 보입니다.

05. 증상이 나타나면 어떻게 대처해야 하나요?

증상들 중 상당수는 약물 등으로 치료가 가능하고, 그 외에도 알아두면 좋은 관리 방법이 여러 가지 있습니다. 적절한 치료법이나 관리법에 대해 의료진과 상의하고, 국가암정보센터 인터넷 사이트에 많은 자료가 있으니 이를 찾아보십시오. 의료 전문가 아닌 사람들이 권하는 비상식적 요법이나 관리 방법을 따르는 일은 위험할 수도 있습니다.

여러 종류의 증상이 겹치고 이어질 경우 어떤 증상을 얘기해야 할지 난감해하는 분이 많으나, 사소한 증상이라도 의료진에게 일단 알려두는 것이 좋습니다. 환자의 상태를 이해하는 데 중요한 정보가 되고, 증상 치료가 암 자체의 치료에 도움이 되기 때문입니다. 특히 일상생활에 지장을 주는 증상은 반드시 이야기하고 치료책과 관리 방법을 찾아야 합니다.

증상의 종류와 관리 요령

통증과 피로

06. 통증은 왜 생기며, 어떻게 대응해야 하나요?

암환자가 느끼는 통증은 원인과 증상이 복합적이며, 반드시 암의 진행에 의해서만 발생하는 것도 아닙니다. 암성 통증은 종양 자체로 인한 것이 가장 흔합니다. 그다음이 암 치료와 관련된 통증으로, 치료적 시술이나 약물요법, 수술, 방사선요법에 의해 발생할 수 있습니다. 또한 두통, 근육통, 그 밖의 부위의 통증과 같이 질병이나 치료 과정과는 무관한 통증이 나타나기도 하는데, 대부분은 암 치료와 병행해 적절히 대처하면 완화할 수 있습니다.

통증은 암환자가 겪는 가장 흔하고 견디기 힘든 증상입니다. 이를 잘 조절하지 않으면 환자의 활동이 크게 제한되고 잠을 편히 자

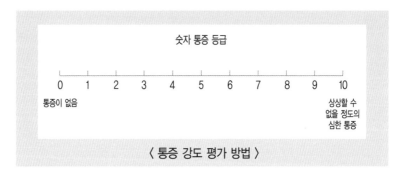

숫자 통증 등급

0   1   2   3   4   5   6   7   8   9   10
통증이 없음   상상할 수
                                        없을 정도의
                                        심한 통증

〈 통증 강도 평가 방법 〉

지 못하며 식욕이 떨어지는 등 삶의 질에 심각한 영향을 줍니다. 심한 경우엔 환자가 절망감을 느껴 병을 극복하겠다는 의지마저 잃게 됩니다. 환자가 통증으로 괴로워하면 그를 돌봐야 하는 가족들의 삶의 질까지 나빠지게 마련입니다.

통증은 매우 주관적인 증상입니다. 따라서 그에 대한 환자 자신의 보고가 매우 중요합니다. 의료진과 가족은 환자가 이러저러한 통증을 호소할 때 그의 말을 믿고 거기에 근거해 적극적으로 대처해야 합니다. 통증이 조절되지 않는 가장 큰 이유는 통증 평가가 제대로 되지 않아서입니다.

통증을 객관적으로 평가하는 방식으로는 숫자 통증 등급, 언어 통증 등급, 시각 통증 등급 등이 있습니다. 환자의 상황에 맞춰 적절한 방식을 사용하면서 환자 · 가족 · 의료진 간에 의사소통을 잘하는 일이 매우 중요합니다.

통증의 치료 방법은 약물요법, 물리치료, 재활치료, 신경차단술, 심리적 치료법 등 다양합니다. 해당 환자에게 효과적인 치료법을 선택하는 데는 주치의와 통증클리닉, 재활의학과, 정신과 등 전문 의료진의 신중한 판단이 필요하며, 때로는 여러 과에서 협력 치료를 하기도 합니다.

07. 수술이나 항암화학요법 후의 통증에 대해 알고 싶습니다.

수술 후의 통증은 수술로 조직이 제거된 부위가 회복하는 과정에서 발생합니다. 암종(癌腫)의 유형과 수술법에 따라서 통증의 양상이나 예후가 다르기는 해도, 수술로 인한 통증은 대부분 완치됩니다. 대개 짧은 기간 통증 조절 약물을 쓰면 되는데, 일부 심한 경우에는 신경차단술 등의 치료법이나 재활치료가 필요할 수도 있습니다. 수술한 지 몇 달, 심지어 몇 년이 지났는데도 통증이 가시지 않고 진통제가 필요하다면 통증 전문의의 진찰을 받아 원인을 찾는 것이 좋습니다.

항암치료 즉 항암화학요법을 받는 시기의 통증은 항암제로 인한 것과 종양 자체로 인한 것이 있습니다. 진행성이거나 말기의 암이 아닌 조기암의 치료 중 나타나는 통증은 대체로 힝임제 때문입니다. 주로 팔다리 관절이 아픈 관절통, 허벅지나 허리, 팔의 근육이 아픈 근육통이 나타납니다. 욱신거리고, 심하면 움직이기조차 힘들고, 만지면 더 아프기도 합니다. 항암제에 따라 손발이 저리고 시리기도 합니다. 통증이 생활에 지장을 줄 정도라면 조절할 약물이 필요합니다. 이러한 통증들은 항암제가 신경을 손상해 일어나는 말초신경병증의 증상입니다.

08. 진행성 암이나 말기암 환자의 통증 치료 방법은 뭔가요?

진행성 암이나 말기암 환자의 통증은 암 조직이 주변의 정상 조직이나 기관을 파괴함에 따라 생기는 경우가 많습니다. 대개 일반적 통증 치료법만으로는 조절하기가 어려워서 마약성 진통제를 쓰게 됩니다. 신경 손상으로 인해 찌릿하거나 저린 증상, 시리거나 화끈거리는 증상 등이 함께 있는 경우에는 항전간제(抗癲癇劑) 같은 다른 약물을 함께 사용하면 도움이 되기도 합니다. 항전간제란 뇌전증(腦電症, 간질이라고도 하며 경련을 일으키고 의식 장애를 일으키는 발작 증상이 되풀이해 나타나는 병)에서 발작의 정도를 완화하거나 방지하는 약물입니다.

암의 뼈 전이로 인한 통증에는 방사선치료가 효과적일 수 있으며, 뼈 전이로 인해 척추가 골절되었을 때는 뼈 시멘트('골시멘트'라고도 하며 뼈와 뼈, 뼈와 인공 삽입물 사이의 공간을 채워 둘 사이를 고정시키면서 원활한 움직임을 돕는, 뼈와 성분이 비슷한 인공 물질)를 사용한 성형술이 도움이 됩니다. 팔다리뼈의 경우에는 전이된 부분을 제거하는 수술 치료를 하기도 합니다.

09. 암으로 인한 통증에 재활 물리치료가 도움이 되나요?

암환자가 경험하는 통증이 모두 암 때문인 것은 아닙니다. 별도의 근골격계 질환, 예컨대 오십견이나 척추 디스크, 근막통 증후군 따위로 인한 경우가 많습니다. 이러한 질환으로 인한 통증은 재활치료로 나을 수 있습니다. 또한 지속되는 통증 탓에 근육이 뻣뻣해지는 수가 있습니다. 이런 경우에도 재활 물리치료가 도움이 됩니다. 통증이 오면서 어떤 부위에 힘을 줄 수 없거나 관절을 자연스럽게 움직이기 어려운 경우에도 재활 물리치료가 필요합니다.

10. 시술에 의한 통증 치료법에는 어떤 것이 있습니까?

신경파괴술 또는 신경차단술, 신경블록(block)요법이라고 하는 다소 생소한 방법이 있습니다. 통증을 전달하는 신경 경로에 약물 등을 주사하여 신경 기능을 차단함으로써 통증을 감소시키는 방법입니다. 신경을 파괴하는 것이기 때문에 해당 신경이 없어져도 해보나 득이 많다고 판단하는 경우에만 합니다.

대표적인 예가 교감신경 차단술입니다. 교감신경은 소위 자율신경으로, 감각신경이나 운동신경과 달라서 우리가 그 작용을 느낄 수 없습니다. 복부 장기에서 일어나는 암성 통증은 교감신경을 통해 뇌에 전달됩니다. 이런 경우에 통증을 줄일 목적으로 차단술을 쓸 수 있습니다. 교감신경 차단요법 외에 체성신경(體性神經) 차단요법도 있습니다. 각 요법에 대해 설명하면 다음과 같습니다.

교감신경 차단술

교감신경 차단을 적용하는 암성 통증은 신경파괴제를 사용해도 감각이나 운동기능의 상실 없이 통증 조절 효과를 얻을 수 있으므로 적극적으로 받는 것이 좋습니다.

—복강신경총 차단 또는 내장 신경 차단

복강신경총(腹腔神經叢)이란 복부 내장을 지배하고 있는 신경절 및 신경의 복합체를 말하며, 횡격막 바로 아래에 있습니다. 내장 신경이란 복부 내장을 지배하는 교감신경입니다. 이 차단술은 통증을 유발하는 장기를 지배하는 신경 부위를 차단하는 방법으로 상복부의 암성 통증에 가장 효과적입니다. 전립선암의 내부 장기 전이로 인한 복부와 배부(등)의 통증이 심할 때 가장 먼저 시행합니다. 일반적으로, 하부 식도부터 배의 오른쪽 상행 결장까지의 상복부 내장 통증, 췌장암이나 대동맥 주위 림프절 종창(부종으로 부은 상태)에 의한 복강신경총의 자극, 간암 또는 전이성 간암으로 간 피막이 긴장돼 생기는 통증, 신장과 상부 요관의 통증, 내장측 복막의 병변 등에 적용됩니다. 그러나 병변이 체성신경까지 파급되어 지각이나 근력의 저하가 생긴 경우, 또한 병변이 복벽 즉 배의 벽까지 퍼져 있거나 복수가 많이 찬 경우 등에는 효과가 없습니다.

—상하복신경총 차단

전립선암 자체 또는 골반 내 장기 전이로 인해 하복부와 골반 내 장기에서 유래한 암성 통증을 조절할 때 적용합니다. 주로 자궁암, 난소암, 고환암 등에 의한 통증에 효과가 큽니다. 상하복신경총을 차단할 경우 심한 합병증은 없으나 골반 내 장기의 손상이나 혈종(내출혈로 말미암아 혈액이 한곳으로 모여 혹과 같이 된 것) 등이 발생할 수 있습니다.

—외톨이 신경절 차단

외톨이 신경절이란 좌우의 교감신경절(교감신경 줄기의 중간에 부풀어 커진 부분)이 하나로 합쳐지는 최종 신경절로, 천미추 접합 부위 즉 엉치척추뼈와 꼬리뼈가 만나는 부분 주위에 있습니다. 이 차단술은 주로 전립선암, 직장암 등을 수술한 후에 항문 주위에서 암성 통증이 지속될 때 많이 이용합니다.

체성신경 차단술

체성신경이란 말초신경계의 한 부분으로 피부, 골격근, 관절 등의 신체 각 부분에 연결되어 수의적(隨意的)으로 작용하며, 신체의 외부에서 들어오는 정보를 중추신경계로 보내고 중추신경계의 명령이나 정보를 신체 각 부분으로 전달하는 기능을 합니다. 체성신경은 지각신경과 운동신경을 포함하고 있는데 상하지 및 하복부 신경을 지배하는 신경을 차단하면 자칫 근력 저하나 운동마비, 배뇨

장애 등이 올 수 있습니다. 그러므로 신경파괴제에 의한 차단의 시행 여부를 신중하게 결정해야 합니다. 전립선암 뼈 전이 시 주로 몸통이나 꼬리뼈 부위의 통증을 조절할 때 시행합니다.

그 밖의 통증 조절 방법에는 척수 진통법이 있습니다.

경막외강(척수를 둘러싸고 있는 얇은 막을 경막이라 하는데 이 경막 바깥쪽에 있는 척수 공간)이나 지주막하강(뇌와 지주막 사이에 물이 고여 있는 공간) 등 뇌척수액이 들어 있는 곳으로 약물을 투여하는 방법을 척수진통법이라고 하며, 머리를 제외한 척추 어떤 분절의 통증에도 적용됩니다. 가느다란 관을 삽입하고 그것을 통해 진통제를 직접 중추신경에 주사합니다. 위나 장, 간을 거치지 않고 직접 중추신경에 약물이 도달하므로 효과가 크고 부작용도 줄어듭니다. 모르핀의 경우, 경구 투여 용량의 300분의 1만으로도 같은 진통 효과를 볼 수 있습니다. 효과가 대단히 강력하기 때문에 다른 방법으로는 듣지 않는 통증의 조절에 쓰입니다. 이외에도 척추 전이나 골다공증으로 인한 척추 골절에 의한 통증 치료를 위해 골절된 척추에 뼈 시멘트를 주입하는 척추체 성형술 또는 풍선 후굴 성형술도 많이 이용되고 있습니다.

11. 심리적 치료는 왜 필요하고 언제부터 받게 됩니까?

통증은 심리적 요인의 영향도 받습니다. 특히 우울이나 불안 등 정신적 디스트레스(distress)는 통증의 역치(閾値, 생물체가 자극에 대한 반응을 일으키는 데 필요한 최소한도의 자극의 세기)를 낮추므로 환자가 통증을 더 심하게 느끼게 됩니다. '디스트레스'란 암환자가 겪는 슬픔, 두려움 같은 일반적인 감정부터 불안, 우울, 공포, 사회적 고립 따위 병적인 상태에 이르기까지의 정신적 고통을 두루 일컫는 말입니다. 따라서 암환자의 디스트레스를 조절하는 일이 통증 관리에 필수적입니다.

통증에 대한 심리적 치료는 약물요법이 실패했을 때가 아니라 처음부터 함께 시행해야 합니다. 과거의 즐거웠던 이미지를 떠올리는 심상기법, 음악을 듣거나 텔레비전을 보는 등의 주의분산법은 혼자서도 할 수 있는 심리 조절 방법입니다.

이완요법이라 해서 근육의 긴장을 풀고 심호흡을 하는 것도 좋습니다. 나아가 정신건강 전문가에게 인지행동요법(cognitive behavioral therapy, CBT) 같은 정신치료를 받으면 디스트레스가 완화될 뿐 아니라 통증과 관련된 환자의 왜곡된 인지가 교정되어 통증에 더 잘 대처할 수 있습니다.

이 밖에 최면요법이나 향기요법, 음악요법, 미술요법 등의 심신의학적 기법들도 도움이 됩니다. 이처럼 암성 통증은 심리적 치료를 포함한 다면적이고 포괄적인 접근을 통해 조절이 가능합니다.

12. 통증 조절 약물에는 마약성도 있다던데, 복용할 때 주의할 점은요?

첫째, 의사의 지시에 맞춰 규칙적으로 복용해야 원하는 효과를 볼 수 있습니다. 약을 건너뛰거나 통증이 심해질 때까지 기다리지 말고 정해진 시각에 복용해야 합니다. 마약에 중독될 수 있다는 생각에 약을 먹지 않거나, 심하게 아파야 약을 먹는다는 생각을 가지고 있다면 통증 조절을 제대로 할 수 없습니다. 암성 통증에 사용하는 약제로 인한 마약 중독은 없습니다. 처방대로 정해진 시간에 약을 복용해야 통증이 조절됩니다.

둘째, 갑작스레 발생하는 돌발성 통증에 대비하기 위해서 빠르게 효과가 나타나는 속효성 약제를 의사에게 처방 받아 필요한 경우 복용법에 따라 복용해야 합니다. 통증 일지를 작성하면 추후 관리를 위한 좋은 자료가 됩니다.

셋째, 약의 효과를 의료진에게 이야기해야 합니다. 사람마다 약의 효과나 부작용이 다르기 때문에 의사가 처음 처방한 약이 환자에게 딱 들어맞지 않을 수 있습니다. 그러므로 약효에 대해 기록해두고 의사에게 말해주면 더 효율적인 치료를 받게 됩니다.

13. 암 관련 피로란 무엇이고 왜 생기나요?

피로란 신체적, 정신적으로, 또는 감성적으로 지친 느낌을 말합니다. 암 관련 피로는 만성적인 것이어서 환자의 일상 활동에 지장을 줄 수 있습니다. 여기서 피로는 암의 발생과 함께 나타나고 치료 과정과 관련되어 나타날 수 있는 일시적 피로와는 다른 '지속적 피로감'으로 정의됩니다. 일반적인 피로는 휴식을 하면 대부분 회복되는 데 비해 암 관련 피로는 휴식을 취해도 사라지지 않는 수가 많습니다.

암환자의 가장 흔한 증상 중 하나인 이 지속적 피로감은 사람마다 다른 양상을 보입니다. 피곤하거나 슬픈 느낌, 허약감, 팔다리의 무거움, 집중하기 어려움, 잠을 못 자거나 반대로 너무 자는 것 등으로 다양합니다.

대개 치료가 끝나면 피로감이 사라지는데, 완치된 생존자들 가운데도 피로감이 지속되는 경우가 있는 것으로 알려졌습니다. 치료 중에는 물론이고 치료가 끝난 뒤에도 주기적으로 피로 여부를 관찰할 필요가 있습니다.

일반적으로 피로는 하나 이상의 원인에 의해 발생합니다. 먼저, 암이 진행되면서 염증 물질이 분비되고 근육이 소실됨에 따라 피로가 생깁니다. 또한 암 치료(수술 및 항암 · 방사선 · 면역요법)에 수반되기도 합니다. 항암화학요법을 받는 경우 치료 초기부터 피로를 호소하는 수가 많으며, 방사선요법에서는 피로가 점차 누적되어 후반기로 갈수록 더 많이 피로를 호소합니다.

빈혈, 감염, 폐질환, 간부전, 심부전, 신부전, 영양 결핍, 탈수, 전해질장애 등 신체의 에너지 수준을 떨어뜨리는 질환들도 피로를 가중시킬 수 있습니다. 수면장애, 운동 결핍, 만성통증, 약물 복용 등과 관련해서 나타날 수 있고, 정신·사회적 요인(불안·우울·스트레스)과 환경적 요인도 피로의 원인이 될 수 있습니다. 피로는 호흡 곤란, 수면장애, 식욕저하, 통증 같은 다른 증상을 동반하는 수가 많습니다.

암의 진행 및 치료의 영향으로 피로가 오고, 그 때문에 신체활동이 감소하면서 통증과 피로가 더욱 심해지는 악순환을 조심해야 합니다.

14. 암으로 인한 피로인지를 어떻게 알 수 있습니까?

암으로 인한 피로를 진단하는 별도의 검사는 없고, 피로를 어떻게 느끼는지가 중요한 판단 기준이 됩니다. 피로의 정도와 원인을 평가하기 위해 다음과 같은 질문을 해볼 수 있고 환자의 답변을 기초로 하여 의료진이 판단을 하게 됩니다.

"0에서 10까지에서 0은 '전혀 피로하지 않음', 10은 '극심한 피로'라 했을 때 지난 한 주간 어느 정도의 피곤함을 느꼈습니까?"

"피로는 경도, 중등도, 중증도 중 어느 정도입니까?"

"언제 얼마나 피곤함을 느낍니까?"

"피로감 때문에 평소에 하고 싶은 일들을 얼마나 못하고 있나요?"

"무엇이 피로를 악화시키거나 완화합니까?"

"휴식을 취하면 피로가 완화됩니까?"

"잠들기가 어려우십니까?"

15. 어떻게 하면 활력을 유지하고 증강할 수 있지요?

사람의 모든 활동에는 힘이 필요합니다. 환자는 아무래도 힘이 달리고 의지도 어느 정도는 약해지게 마련이어서, 현재의 에너지 수준에서 가능한 일도 쉽게 해내지 못하는 경우가 많습니다. 해야 하는 일들에 우선순위를 매기고 중요한 일에 우선 집중하는 것이 좋습니다. 또, 천천히 움직이면 에너지가 낭비되지 않습니다. 업무와 관련해서는, 도와줄 수 있는 사람에게 업무의 적정 부분을 위임하는 것도 좋습니다.

· 환경 재정비
—필요한 물품들을 손이 닿는 공간에 둡니다.
—좋은 신체 자세를 유지하는 데 도움이 되는 보행 보조기, 지팡이, 전동스쿠터 등을 활용하고, 걸을 때는 복도의 난간, 손잡이 등을 붙잡습니다. 보조기를 이용하면 몸을 구부리거나 뻗지 않아도 온전한 활동을 할 수 있습니다.
—세탁기와 건조기 같은 가전제품을 사용하여 에너지 소비를 줄입니다.
—음식을 준비할 때도 재료가 미리 혼합되었거나 조리돼 있어서 손이 가급적 적게 가는 것들을 택합니다.

―생필품, 식료품 따위는 집으로 배달을 시킵니다.

―무거운 물품을 옮길 때, 바퀴 달린 수레처럼 힘이 덜 들어가는 기구를 이용합니다.

• 계획 세우기

―어떤 일을 시작하기 전에 우선 도움이 될 것들을 모읍니다.

―물건을 살 때 미리 구매 물품 목록을 작성하고, 점포에 가서는 고른 물건을 직접 꺼내려 들지 말고 점원에게 부탁합니다.

―음식을 조리할 때는 넉넉히 만들어서 여분을 냉동실에 보관합니다.

―업무 중 간간이 휴식을 취할 수 있도록 업무 계획을 세워 피곤하지 않게 합니다.

• 일의 우선순위 정하기

―해야 할 일 중 무엇이 더 급하고 중요하며 무엇은 덜한지를 정합니다.

―집안일은 다른 식구들과 분담토록 합니다.

• 활동과 운동

―피로를 유발하는 활동을 피하고, 한꺼번에 하면 에너지가 소진되므로 자신의 상태에 맞는 속도로, 서두르지 않고 하는 편이 좋습니다.

중등도 운동/활동	고강도 운동/활동
걷기(시속 5km)	빨리 걷기(시속 8km)
자전거 타기	조깅
요가	등산
골프	테니스
빨래 널기	수영
창문 닦기	정원 가꾸기
쓰레기 버리기	농사

—의료진이 허락한다면 규칙적인 운동을 시작합니다. 도움이 되는 운동의 종류는 에어로빅, 조깅, 운동용 자전거, 수영 등 다양합니다. 운동 강도는 낮은 데서 시작해 서서히 중등도로 올립니다. 예를 들면 처음에는 하루에 두 차례 5~10분씩 운동하고 이후 매일 1분씩을 추가하는 식입니다.

—지속적으로 운동을 하되 몸에 부담이 될 정도로는 하지 말아야 합니다.

· 건강한 수면 습관

—낮잠을 오래 자지 않도록 합니다. 늦은 오후의 낮잠은 피하는 편이 좋습니다.

—졸릴 때만 침상에 들고, 깨어 있는 상태로 누워 있지 않도록 합니다.

—잠을 청할 수 없다면 일어나 다른 방으로 갔다가 졸릴 때 잠자리로 돌아갑니다.

—일단 잠자리에 든 뒤에는 책을 읽거나 컴퓨터 작업을 하지 않

습니다.

—매일 같은 시간에 자고 일어납니다.

—잠자기 한 시간 전에 요가나 마사지, 음악요법 등으로 이완을
합니다.

16. 피로를 극복하는 방법은 무엇인가요?

암 관련 피로를 치료하는 데는 환자 본인과 가족의 노력이 필수
적입니다. 적절한 대처법을 익혀 일상에서 활용하면 피로의 대부
분을 스스로 해결할 수 있습니다. 암 치료를 받을 때 피로감이 심
해진다고 암 자체가 악화되는 것은 아니므로 그 점은 걱정하지 않
아도 됩니다.

어떤 상황에서 피로를 느끼는지를 기록해 생활 계획을 세우면 체
력과 시간을 효율적으로 관리할 수 있어 피로가 덜해집니다. 의료
진과 상담하여 자신의 증상에 맞는 치료를 받으십시오. 흔히 환자
가 호소할 수 있는 증상은 피로 때문에 현기증이 심해지거나 자꾸
몽롱해진다, 귀가 윙윙거리거나 두통이 있다, 우울해서 밖에 나가
기 싫거나 삶의 의욕이 없어진다 등입니다. 다음의 몇 가지 기본
요령을 기억하고, 앞 항목의 구체적인 활력 유지 방법을 참조하십
시오.

—자신의 에너지를 보전하는 방법들을 실천합니다(할 일의 우선순

위 정하기, 급하지 않은 일은 미루기, 건강한 수면 습관 지키기, 도움 청하기 등).

—단백질과 비타민 등이 함유된 다양한 음식으로 균형 있는 식생활을 합니다.

—다른 특이 사항이 없다면(신장질환, 부종 등) 매일 충분한 양의 무알코올, 무카페인 음료를 마십니다.

—다양한 이완 요법을 시도합니다(요가, 마사지, 음악요법 등).

—자신의 상태에 맞는 운동을 적절히 하되, 골 전이가 있거나, 면역력이 떨어졌거나, 출혈의 위험과 발열이 있을 때에는 운동이 오히려 해를 줄 수 있기 때문에 주의해야 합니다. 위와 같은 위험이 생길 경우 약물 치료를 고려합니다.

소화기 증상과 영양

17. 식욕이 없고 체중이 계속 감소되어 기운이 없습니다.

그 증상을 악액질(cachexia, 惡液質)이라고 합니다. 익액질이란 종양으로 인해(직접적 원인), 혹은 종양에 대한 비정상적인 반응(간접적 원인)으로 전신이 쇠약해지는 소모성 상태를 말합니다. 암환자에게 흔한 증상 중 하나입니다.

악액질의 구체적 증상으로는 식욕 감소와 음식에 대한 무관심, 음식 맛과 냄새에 대한 반응의 변화, 조기 포만감, 구강 건조, 피로감, 허약감, 오심(惡心, 가슴 속이 불쾌하고 울렁거리며 구역질이 나면서도 토하지 못하고 신물이 올라오는 증상), 구토, 근육과 지방 조직의 위축, 체중 감소 등이 있습니다.

이 가운데 암환자들의 보편적 문제인 체중 감소에는 여러 가지 원인이 있습니다. 암이 발생했을 때 우리 몸의 면역세포가 분비하는 단백질들을 사이토카인(cytokine)이라 하는데, 이것의 작용으로 식욕을 억제하는 호르몬이 지속적으로 분비되어 배가 고프지 않고, 위장관의 운동도 억제되어 조금만 먹어도 포만감을 느끼게 됩니다. 한데 암환자는 대사의 변화로 인해 평상시 요구량보다 좀 더 많은 칼로리가 필요합니다. 이처럼 먹는 것은 줄고 칼로리는 많이 요구되니 몸무게가 떨어지게 됩니다. 일주일에 2~3kg 이상 체중이 감소하거나 이전에 잘 맞던 옷이 헐렁해질 경우 의료진에게 알려야 합니다.

악액질과 식욕부진을 완전히 예방하기는 힘들며, 근본적으로 치료하는 약도 없습니다. 그러나 앞에서 말한 여러 신체적, 정서적 증상을 조기에 알아차려 규칙적으로 운동을 하면서 필요한 경우 식욕촉진제 등 증상 개선을 위한 약을 처방받아 복용하면 악액질을 어느 정도 조절할 수 있으므로 의료진과의 긴밀한 상담이 필요합니다.

구역, 구토가 심해서 식사를 못할 경우에는 항구토제가, 변비가 심할 때는 변 완하제(緩下劑)가 도움이 됩니다. 식욕을 촉진하는 약으로는 메게스트롤(megestrol)과 스테로이드(steroid)가 있습니다. 메게스트롤은 일종의 호르몬제인데 심각한 부작용이 적어 식욕촉진제로 흔히 사용합니다. 스테로이드는 다양한 용도에 쓰이는 약제로서, 식욕 개선 효과가 있으나 장기간 투여하면 여러 가지 부작용이 생길 수 있기 때문에 단기간만 사용합니다.

악액질과는 다른 신체적 이상이나 통증, 불안 등도 식욕을 떨어트리곤 하므로 의료진과 상담하여 상태를 정확히 파악하고 종합적인 치료 계획을 세우는 것이 필요합니다.

18. 살이 계속 빠지고 입맛이 없는데 어떡해야 할까요?

우선 아래와 같이 식사 조절을 해보십시오. 몸무게와 근육의 감소를 멈추고 현재의 활동 강도를 유지하는 데 도움이 될 것입니다.

첫째, 고형식이나 반고형식, 유동식, 액체류 등 자신의 상태에 적절한 음식을 하루에 6회나 8회 정도로 나누어 조금씩 자주 섭취합니다. 근처에 항상 음식을 둡니다.

둘째, 고단백질과 고칼로리 음식(예를 들면 지방을 빼지 않은 전유, 달걀, 아이스크림, 요구르트, 푸딩, 치즈, 땅콩버터, 과일주스, 마른 과일 등)을 섭취합니다.

셋째, 가능하면 아침을 먹습니다.

넷째, 식구나 친구들과 함께 식사를 합니다. 음식을 즐기면서 좀 더 드실 수 있습니다.

다섯째, 영양사를 만나 몸의 요구를 충족시키는 데 도움을 줄 수

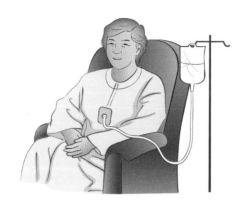

있는 사항을 의논합니다.

여섯째, 규칙적인 운동이 필요합니다. 근육을 강화하면 좀 더 편안해질 것입니다. 활동 강도를 높이는 것이 식욕 자극에 도움이 될 수 있습니다.

이 같은 식사 조절 방법이 효과가 없을 때에는 담당의와 상의하면 증상 개선을 위한 약, 식욕을 증진시키는 약을 처방받을 수 있습니다. 씹거나 삼키기가 힘든 상황이라면 의사의 판단 아래 그림과 같이 관을 통해 위나 장으로 음식과 영양분을 공급하는 방법도 고려할 수 있습니다.

19. 몸 상태 개선에 도움이 되는 식사 요령이 있다지요?

첫째, 모든 음식을 골고루 섭취해야 합니다. 암 치료 과정에서 음식의 종류를 제한하는 때가 있기는 합니다. 이를테면 항암치료 중에는 위장 기능의 저하와 면역 저하에 대비해 익히지 않은 것은 피하도록 합니다. 이런 유의 특정 상황이 아니라면 음식을 골고루 먹는 것이 좋습니다. 환자에게 해롭지 않을까 걱정해서 예를 들면 매운 음식은 못 먹게 하는 식으로 제약을 두는 경우가 있는데, 필요 이상 섭취하면 좋지 않은 음식도 있지만 지나치게 식단을 제한하면 가뜩이나 입맛이 없는데 먹을 수 있는 것이 줄어들어 식사량과 영양 섭취가 부족해질 수 있습니다. 또한 환자와 가족의 견해가 다르면 갈등의 소지가 되기도 합니다.

둘째, 식사는 꼭 밥이 아니어도 괜찮습니다. 입맛이 떨어지고 냄새가 이상하다며 밥을 전혀 못 드는 분들이 종종 있습니다. 이럴 때는 과일, 떡 등 다른 음식으로 영양 섭취를 해도 문제가 없습니다.

셋째, 먹을 것을 강요하지 마십시오. 아픈 사람을 지켜보며 안타까워하는 가족들은 환자에게 뭐든 더 해주고 싶고 환자가 한 수저라도 더 먹었으면 해서 이런저런 음식을 강권하곤 합니다. 하지만 환자들은 신체 상태의 변화에 따라 식욕이 떨어지고, 냄새에 민감해지고, 조금만 먹어도 배가 부르다고 느끼는 수가 많습니다. 단순히 먹기 싫어서, 또는 음식 투정으로 안 먹는 게 아니라 몸이 받아들이기 힘들기 때문에 못 먹는 것입니다. 억지로 먹으라고 재촉하면 환자에게 또 다른 스트레스가 됩니다.

넷째, 환자들은 대개 미각과 후각이 변한다는 점에 주위 분들이 유념해야 합니다. 암 자체 때문에, 혹은 암 치료 과정의 영향으로 음식 맛을 다르게 느끼거나 냄새에 민감해지는 경우가 많습니다. 모든 음식이 너무 달거나 너무 쓰게 느껴지기도 하고, 아무런 맛을 못 느낄 수도 있습니다. 이럴 때는 각종 양념을 가감하며 음식 맛을 다르게 해보는 것이 도움이 됩니다. 냄새에 민감하여 음식을 거부하는 경우에는 냄새가 덜한 차가운 음식, 예를 들면 식혜, 요구르트, 두부, 과일 등을 들도록 해봅니다.

다섯째, 음식을 그릇에 조금씩 담아 하루에 여러 번 먹습니다. 한 번에 많이 담으면 그 양에 질려서 식욕이 떨어질 수 있는데다, 조금만 먹어도 배가 부른 경우가 흔합니다. 하루 세 번 식사라는 식으로 고정된 횟수를 고집하지 말고 여러 차례로 나누어 그때그때 먹을 수 있는 만큼씩만 먹는 편이 좋습니다.

20. 구역질과 구토는 어째서 생기며 대처법은 무엇인가요?

복부 방사선치료와 대부분의 항암제는 오심(구역질)과 구토를 일으킵니다. 방사선치료는 위를 자극함으로써, 항암제의 경우엔 여러 화학물질과 신경전달물질의 분비를 일으키고 이 물질들이 뇌의 특정 부분에 작용함으로써 오심과 구토가 생기는 것입니다. 항암제 투여 후 24시간 이내에 증상이 나타나는 것을 급성 오심·구토, 24시간 이후에 나타나는 것을 지연성 오심·구토라 하며 지연성은 며칠간 계속될 수 있습니다. 한편 항암제를 투여하기 전에 증상이 나타나는 경우도 있는데 이를 예상성 오심·구토라고 합니다. 항암제를 생각하거나, 보거나, 냄새만 맡아도 오심과 구토가 일어납니다.

예방과 조절의 가장 중요한 방법은 약물(항구토제) 투여입니다. 새롭게 개발된 다양한 약제가 처방되는데, 흔히 쓰는 것은 카이트릴(Kytril), 조프란(Zofran), 에멘드(Emend), 덱사메타손(Dexamethasone), 맥페란(Macperan) 등입니다. 약의 종류에 따라 오심과 구토를 조절하는 방식이 다르고, 투여량도 약제와 증상 정도에 따라 차이가 나며, 복수의 약제를 동시에 처방하기도 합니다.

때로는 마약성 진통제나 항생제 등 약물의 사용이나 장폐색, 변비 등도 오심, 구토의 원인이 될 수 있습니다. 이 경우에는 적절한 항구토제를 사용하거나 원인이 되는 문제를 해결해야 합니다.

21. 항구토제를 먹어도 구역질, 구토가 계속되면 어찌합니까?

오심과 구토를 유발하는 치료를 할 때는 일반적으로 사전에 항구토제를 투여하는데, 대개 치료 후 며칠 동안 복용하도록 처방되며, 증상이 나타나기 전이라 해도 정해진 스케줄에 따라 먹어야 예방과 조절이 제대로 됩니다.

항구토제는 앞에서 말한 예상성 오심·구토보다 급성 오심·구토의 예방에 더 효과적입니다. 약을 복용하더라도 며칠간 증상이 지속될 수 있습니다. 다음번 병원에 갔을 때 반드시 의료진에게 자신이 겪은 증상을 말해줘야 합니다. 조절이 잘 되지 않을 경우, 약제를 바꾸거나 추가로 처방할 수 있습니다. 구역질과 구토가 심해서 음식을 거의 먹을 수 없으면 탈수와 전해질(電解質) 불균형이 발생할 수 있으므로 의료진과 상의해야 합니다. 전해질이란 체액 중에 들어 있는 나트륨, 칼륨, 칼슘, 염소 이온 따위 전기가 잘 통하는 물질을 가리킵니다. 전해질은 음식물을 통해 섭취되며 우리가 살아가는 데 중요한 역할을 합니다.

22. 약물 외에 구역질과 구토를 예방할 방법은 없습니까?

오심과 구토를 줄이는 음식 섭취 요령부터 살펴보면 다음과 같습니다.

첫째, 치료 전에는 위에 부담이 되지 않는 가벼운 음식을 먹습니다.

둘째, 음식을 수시로 조금씩 먹습니다.

셋째, 물을 많이 마십니다. 주스도 괜찮습니다. 탄산음료는 가스가 생기므로 가급적 안 드는 편이 좋으나 개인적 경험상 증상 해결에 도움이 된다면 마셔도 됩니다. 그러나 식사 중, 식사 전후 1시간 이내에는 많은 양의 물을 마시는 것은 피합니다.

넷째, 너무 차거나 뜨거운 음식보다는 그 중간의 시원한 느낌을 주는 음식이 좋습니다.

다섯째, 향이 강한 음식은 피합니다.

여섯째, 기름진 음식, 알코올이나 카페인이 함유된 음식은 피합니다.

일곱째, 구역질을 느낄 때 마른 토스트나 기름기 없는 과자를 먹습니다.

여덟째, 얼음 조각이나 무가당 사탕을 입에 물고 있으면 도움이 되기도 합니다.

이 밖에 치료에 앞서 긴장을 풀고, 몸과 마음을 이완시키는 심호흡을 하고 스트레칭도 해보며, 좋아하는 풍경과 사람, 일을 상상하고, 독서나 음악 감상을 하는 것 등도 도움이 됩니다.

23. 암환자에게 변비는 왜 생기지요? 대응책은요?

일반적으로 암환자가 아니라도 섬유질이 함유된 야채나 과일의 섭취가 부족하고 물을 조금만 마실 때, 운동을 포함한 육체적 활동이 아주 적을 때면 변비가 생길 수 있습니다. 암환자의 경우엔 병을 진단받고 치료하는 과정에서 불안, 우울 같은 심리 상태로 인해 변비가 생기곤 하며, 종양 자체가 대장을 누르거나 척수를 압박해서 변비가 생길 수도 있습니다. 또한 수술이나 방사선치료와 일부 항암치료로 인하여 생기기도 합니다. 항암제, 마약성 진통제, 항우울제, 철분제 등 몇몇 약제가 변비를 불러올 수 있습니다.

정상적인 배변은 하루에 많아도 세 번 이하, 그리고 최소한 사흘에 한 번 이상은 보는 것입니다. 그러나 개인차가 크므로 질환 이전 자신의 평상적인 배변 습관과 비교해 불편함의 정도를 판단하는 게 좋습니다.

변비로 인해 나타나는 증상으로는 항문의 불편감, 통증을 유발할 정도로 딱딱한 변, 가스로 인한 복부 팽만감 등이 있고, 심하면 소화불량, 식욕부진, 구역질이 생기기도 합니다. 변비약 복용이나 관장(灌腸)은 현재 받고 있는 치료에 따라 가능한 범위가 달라질 수 있으니 의료진과 상담하여 결정하십시오.

24. 변비 예방에 좋은 음식과 생활 습관을 알려주세요.

첫째, 섬유질이 많은 음식(야채, 과일, 잡곡, 콩류 등)을 섭취하는 것이 좋습니다. 이런 음식은 변을 부풀리고 부드럽게 만들며 변이 장을 쉽게 빠져나오도록 돕습니다. 그러나 장(腸)폐쇄증이 의심되거나 대장 수술을 한 지 얼마 되지 않았다면 고섬유질이 함유된 식품은 먹지 않는 편이 좋습니다.

둘째, 매일 최소 8컵 이상의 물이나 음료를 섭취하십시오.

셋째, 일상적인 활동부터 걷는 운동까지 가능한 범위 안에서 최대한 움직이십시오.

넷째, 일정한 시간에 화장실을 가는 규칙적 배변 습관을 들이고, 변을 보고 싶을 때 참지 말고 바로 누는 것이 좋습니다.

다섯째, 변을 볼 때 긴장하지 않도록 편안하고 안락한 환경을 조성하는 것 또한 도움이 됩니다.

여섯째, 마약성 진통제를 쓰고 있는 경우에는 변 완하제를 함께 복용하면 도움이 됩니다.

25. 묽은 변이 조금씩 자주 나오고 속이 더부룩하며 가스가 차는 데요.

간혹 설사가 조금씩 나오면서 복부 팽만감, 하복부 통증, 요통, 변이 남아 있는 듯한 잔변감이 있다면 변매복(便埋伏, 변이 단단해져 장을 통과하기가 어려운 상태에서 대변 덩어리의 겉 표면 일부만 배출되는 양상) 때문일 수 있습니다. 의료진과 상의한 후 복부촬영 등을 통해 확인하는 것이 좋습니다. 검사 결과 변매복이라면 변을 부드럽게 만드는 완하제를 복용하고, 필요하다면 의료진이 수지 관장(장갑을 끼고 손가락으로 변을 파내는 것)으로 딱딱한 변을 우선 제거한 다음 장 안에 남아 있는 변이 완전히 빠져나올 때까지 식염수 등을 이용해 일반 관장을 하는 것이 좋습니다.

26. 변 완하제도 종류가 여럿이라는데 어느 것을 사용하지요?

완하제란 대변을 묽은 반고형(半固形)으로 만들어 배출시키는 비교저 야한 선사야입니다(피미자유처럼 적은 양으로도 강한 작용을 하는 것은 준하제[峻下劑]라고 하여 이와 구별합니다). 완하제 중엔 수분을 끌어들여 대변의 부피와 무게를 늘리면서 장의 연동운동을 촉진하는 것도 있고, 변을 코팅하여 장을 부드럽게 통과하도록 하는 것도 있습니다. 약제에 따라 전해질 불균형이나 장폐색 등을 유발할 수 있으므로 반드시 의료진과 상담하여 현재의 병과 치료 과정에 맞는 처방을 받는 일이 중요합니다.

27. 마약성 진통제를 복용 중인데 완하제를 먹어도 되나요? 또, 관장을 자주 하면 해롭습니까?

마약성 진통제의 대표적인 부작용이 바로 변비입니다. 장의 연동운동(꿈틀운동)을 억제하기 때문입니다. 일반적인 변비 예방법으로 해결되지 않으면 완하제를 복용하는 게 좋습니다. 마약성 진통제의 투여량이 많아질수록 변비가 더 심해질 수 있으므로 변의 양상에 따라 처방하는 완하제의 양을 조절하게 됩니다.

변매복의 경우 장이 깨끗하게 빌 때까지 관장을 하는 게 좋지만, 관장은 장기간 변비를 조절하는 방법으로는 부적절합니다. 그리고 관장을 할 때는 항문이 손상되지 않도록 수용성 윤활제를 사용해야 합니다. 만약 항암치료 중이라면 면역력이 낮아져 있어 감염의 위험이 있으니 관장을 삼가야 합니다.

28. 암 치료 중인데 설사를 자주 합니다. 그 이유와 주의할 음식을 알고 싶습니다.

암세포를 죽이기 위한 항암화학요법(항암치료)은 암세포처럼 성장 속도가 빠른 정상 세포들에까지 타격을 주어 여러 가지 부작용을 일으키는데, 위장관의 점막도 그런 피해를 보곤 합니다. 한편 방사선치료 때는 방사선을 쏘이는 부위와 그 주변의 정상 세포들도 영향을 받으며, 특히 방사선이 장을 통과할 경우 장 점막의 손상으로 인한 증상이 많이 나타나게 됩니다. 이런 부작용들의 정도는 환자에 따라 다양한데 그중 흔한 것이 설사로, 물과 같은 변을 하루에 3~4회 이상 보게 됩니다.

항암치료의 경우 장의 상피(上皮) 내층이 손상되어 설사가 올 수 있으며, 방사선치료에서 복부나 골반, 요추천추부(척추뼈 중 등뼈와 엉치뼈 사이에 있는 다섯 개의 허리뼈와 그 아래의 골반을 구성하는 다섯 개의 뼈로 이루어진 부분) 등 장이 포함된 부위에 방사선이 조사(照射)되면 장관 점막이 상해서 설사가 유발됩니다. 따라서 방사선치료와 항암화학요법 둘 다를 받게 되면 설사가 더 빈번하게 발생할 수 있습니다. 웬만한 설사는 특별한 치료 없이도 차차 증상이 호전되므로 그리 염려하지 않아도 됩니다. 단, 설사가 과도하면 탈수 및 영양소 부족 현상이 올 수 있으니 충분한 수분과 적절한 음식 섭취에 유의해야 합니다.

그러기 위해 식이요법을 알아둡시다. 설사 증상이 있을 때는 식이섬유가 많이 함유된 음식, 장을 사극하거나 가스를 발생시키는 음식(콩, 생야채, 생과일, 옥수수, 양배추, 강한 양념, 탄산음료, 커피와 홍차 따위 카페인 음료)은 피해야 하며, 튀김이나 고지방 음식도 설사를 악화시킬 수 있으므로 멀리해야 합니다. 참고로 덧붙이면, 식이섬유(식이섬유소)란 체내의 소화효소로는 분해되지 않아 흡수되지 못하고 그냥 배설되는 고분자화합물을 가리킵니다.

특히 급성 설사를 할 때에는 손실되는 수분을 보충하는 동시에 장이 쉴 수 있도록 보리차와 맑은 유동식 위주로 먹으며, 섬유소가 적은 저잔류식 및 고단백질 · 고칼로리식을 하는 데 유념해야 합니다. 또한 처방받은 지사제(止瀉劑)를 충실히 복용하고, 그래도 설사가 안 멎으면 반드시 의사의 진찰을 받도록 하십시오.

항암화학요법이나 방사선치료 중에는 영양분의 충분한 섭취가 중요합니다. 손상된 정상 세포들을 회복시키는 데 단백질이 많이 필요하고, 떨어진 에너지를 벌충하기 위해 칼로리를 넉넉히 공급해야 하기 때문입니다. 어떤 분들은 육류가 암세포를 자라게 한다며 멀리하기도 하는데, 잘못된 생각입니다. 영양 상태가 좋아야 치료를 잘 견뎌낼 수 있습니다. 심한 설사는 영양의 균형을 무너뜨리는 만큼 단백질과 칼로리가 부족해지지 않도록 잘 대처해야 합니다.

29. 경구용 항암제로 치료 중인데 설사가 너무 심하네요.

미리 처방된 지사제를 복용하는데도 설사가 지속된다면 의사의 진찰을 받아야 합니다. 특히 고열이 동반된다면 더더욱 그렇습니다. 대부분의 대형병원에서는 항암치료를 시작하기 전에 사용할 항암제에 관한 설명을 하는데, 이때 항암제 복용법뿐 아니라 부작용 대처법도 상세히 알려주므로 주의 깊게 들어둬야 합니다. 특히 부작용 중 설사의 빈도가 높다고 명시된 항암제는 투약 개시 시점에 의사의 설명을 충분히 듣고 의문이 가는 점은 빠짐없이 물어보십시오.

호흡기계 증상

30. 호흡곤란이란 어떤 증상이고 왜 생깁니까?

일상에서 우리는 숨을 쉬려고 특별한 노력을 하지 않습니다. 놀라움이나 흥분 등으로 잠시 호흡의 리듬이 달라지고 숨이 가빠지는 경우가 아니라면 그저 자동적으로, 의식하지 않고 숨을 쉽니다. 호흡곤란이란 이처럼 자연스럽게 숨이 쉬어지지 않아 노력을 해야 하며 그 때문에 불편하고 고통스러운 상태를 말합니다. 암환자들이 겪는 호흡곤란의 원인은 다음과 같이 다양합니다.

첫째, 종양의 직접적인 침범으로 기도가 압박받거나, 흉수(폐를 감싸고 있는 두 장의 얇은 막 사이에 고인 물)가 차오르거나, 심낭 삼출(심장을 싸고 있는 심낭과 심장근 사이에 정상보다 많은 물이 고이는 것), 광범위한 폐실질(肺實質) 침범, 상대정맥증후군(상반신의 피를 모으는 대정맥이 막혀서 부종과 호흡곤란을 비롯한 여러 증상이 나타나는 것) 등이 생긴 경우입니다.

둘째, 호흡곤란은 종양의 간접적인 영향으로 일어나기도 하고, 폐렴이나 폐색전증, 빈혈, 저산소증, 짙은 가래, 기도 경련, 영양

실조나 호흡근의 전도를 조절하는 칼륨, 마그네슘, 인산 등의 전해
질 불균형으로 인한 호흡근 약화 때문에 생기기도 합니다.

셋째, 방사선과 항암제의 영향에 의한 폐섬유화, 항암제 심근 독
성, 빈혈 때문에 생기는 호흡곤란이 있습니다.

넷째, 종양과 무관한 요인으로 만성폐쇄성 폐질환, 울혈성 심부
전, 천식, 불안, 가족 내 불화, 경제적 어려움 따위가 호흡곤란으
로 이어지기도 합니다.

31. 호흡곤란의 치료 방법은 무엇인가요?

크게 나누면 원인을 교정하는 방법과 증상을 완화하는 방법이 있
습니다.

• 호흡곤란의 원인 교정

원인	치료
종양에 의한 기관지 협착	방사선·항암화학치료, 스텐트 시술
흉수	흉수천자
심낭삼출	심낭천자
심한 복수	복수천자
기관지경련(천식, 만성폐쇄성폐질환)	기관지 확장제
심부전	이뇨제
폐렴	항생제
빈혈	수혈
종양에 의한 폐실질 침범	수술, 방사선치료, 항암화학요법

• 호흡곤란 증상 완화

첫째, 환자의 남은 삶이 몇 달, 몇 주 정도로 짧은 경우에는 일시

적으로 인공호흡기 치료를 통해 증상을 완화시킬 수도 있습니다.

둘째, 산소치료를 합니다. 산소 투여를 비강으로 할지 아니면 마스크를 통하여 할지는 환자에게 필요한 산소량에 따라 판단합니다. 필요하다면 고유량(高流量) 산소 전달장치를 통해 많은 양의 산소를 공급할 수도 있습니다.

셋째, 마약성 진통제를 경구 혹은 주사로 투여합니다. 이렇게 하면 호흡중추의 기능이 억제돼(즉 호흡에 대한 요구가 낮아져) 증상이 완화됩니다. 얼마만큼의 용량을 사용할지에 대해서는 아직 의료진들 사이에 정해진 기준은 없고 환자의 증상에 따라 담당 의사의 처방에 따라 투여됩니다. 부작용으로 오심과 구토가 올 수 있으나 대체로 견딜 만하며, 필요 시 항구토제를 복용하면 됩니다.

넷째, 항불안제를 쓰기도 합니다. 불안감도 호흡곤란을 가중시킬 수 있기 때문입니다.

한편 임종이 가까운 환자의 경우에는 분비물이 너무 많지 않도록 부교감신경 억제제인 아트로핀(atropine)을 사용하고, 산소치료를 합니다. 그다음 해당 의료기관의 지침에 따라 필요한 경우 진정제를 투여하며, 마지막에는 수액 제공을 중단하고 저용량의 이뇨제를 투여합니다.

32. 약물을 쓰지 않고 호흡곤란을 완화할 방법은 없나요?

실내의 환기 상태를 조절하여 환자의 코나 얼굴에 시원한 공기가 흐르도록 하는 것이 도움이 됩니다. 호흡곤란을 악화시키거나 완화할 수 있는 다른 요인들을 주위에서 찾아보는 한편, 환자의 스트레스를 줄이고 정서적으로 편안하게 만드는 데 항상 유의하십시오. 환자에게 호흡법을 가르쳐주는 일도 중요합니다. 횡경막호흡, 즉 복식호흡(숨 쉴 때마다 배가 부풀어 올랐다가 가라앉는 방식)을 하면서 PLB(Pursed lip breathing)라고 하는, 입술을 힘주어 오므리고 숨을 길게 내쉬는 호흡법을 쓰면 폐의 기능을 최대화할 수 있습니다. PLB는 스트레스와 불안감의 해소에도 좋다고 알려졌습니다. 호흡곤란이 있을 경우, 무엇보다 우선 의료진에게 대처 방법을 물어 상세한 설명을 들으십시오.

33. 퇴원 후 집에서도 산소 공급이 필요하다는데 어떻게 준비해야 하나요?

집에서도 산소 공급이 필요한 환자의 경우에는 ABGA(arterial blood gas analysis, 동맥 혈액 가스 분석) 검사라는 것을 하여 기준치 범위에 들면 산소치료 처방전을 발급합니다. 이 처방은 내과, 결핵과, 흉부외과, 소아청소년과의 전문의가 할 수 있습니다. 집에서는 대부분 산소발생기를 전원에 연결해 사용합니다. 산소통을 사용할 경우엔 화재에 특히 주의해야 합니다. 가정 산소치료 처방의 세부 사항은 표와 같습니다.

산소치료 처방전	ABGA 측정 - 기준치 확인 산소치료 처방전 발행 (내과, 결핵과, 흉부외과, 소아과 전문의)	산소치료기 구입 및 대여시 개인적으로 제출
보험 적용 기준(2007.8.1)	• PaO2 즉 동맥혈산소분압(分壓)이 55mmHg 이하 또는 SaO2 즉 동맥혈산소포화도 (飽和度)가 88% 이하인 환자 • PaO2가 56~59mmHg 또는 SaO2가 89%인 환자 중 　- 적혈구 증가증(헤마토크리트)55%) 　- 울혈성 심부전을 시사하는 말초부종 　- 폐동맥 고혈압이 있는 환자 • 호흡기장애 1~2급은 별도 검사 없이 　전문의 판단으로 처방 가능	
산소치료처방전 발행 의료진	내과, 결핵과, 흉부외과, 소아청소년과 전문의가 발행	
산소치료 처방기간	1회 6개월 이내	
산소치료비 지원 내용	월 96,000원 공단 부담 산소발생기의 대여료는 기계에 따라 다름	

(참고) 호흡기 장애 진단 및 장애 등급: 진단서는 읍 · 면 · 동사무소의 해당 서류 2장과
　　　사진 2장을 지참하고 호흡기내과 전문의의 진료를 받은 뒤 발급받습니다.
　　　· 외래환자: 기준치를 참조하여 호흡기내과의 진료를 받아야 합니다.
　　　· 입원환자: 기준치를 참조하여 호흡기내과와 협진을 의뢰하면 됩니다.

호흡기 장애	※ 호흡기 장애 등급: ABGA, PFT(폐기능 검사) 기준 1급: 폐기능 검사 결과 중 FEV1 25%≤ 또는 PaO2 55mmHg≤ 2급: 폐기능 검사 결과 중 FEV1 30%≤ 또는 PaO2 60mmHg≤ 3급: 폐기능 검사 결과 중 FEV1 40%≤ 또는 PaO2 65mmHg≤

34. 호흡 재활치료는 어떤 환자를 대상으로 하지요?

　호흡 재활이란 교육이나 다양한 기법 · 기구를 이용해 호흡질환
의 증상을 포괄적, 집중적으로 완화시키고 조절하며, 호흡장애로
인한 합병증을 예방하는 데 도움을 주는 치료입니다. 이를 통해 환

자의 운동 능력을 키우고 심리적인 안정감을 높여줌으로써 환자가 일상생활에서 최적의 기능을 발휘하도록 합니다.

호흡 재활의 대상이 되는 환자군은 만성폐쇄성 폐질환군과 희귀난치성 신경근육질환군입니다. 만성폐쇄성 폐질환은 만성기관지염이나 폐기종에 의해 공기 흐름이 막히는 질병 상태입니다. 호흡근육의 약화로 인해 호흡장애가 발생하는 희귀난치성 신경근육질환군에는 근육병, 루게릭병, 척수성 근위축증 등이 포함됩니다.

여기서는 암환자를 대상으로 한 일반적인 호흡 재활치료를 소개하겠습니다. 암은 노인에게 더 흔히 발생하는 만큼, 암 진단을 받은 환자 중엔 이미 순환기계와 호흡기계에 질환이 있어 호흡곤란 증세를 보이는 분이 적지 않습니다. 또한 암환자는 질병 자체로 인해, 그리고 수술과 항암치료 및 방사선치료로 인해 호흡곤란이 오는 수가 많습니다.

호흡 재활의 내용으로는 호흡 재교육, 환자교육, 기도분비물 관리, 심리상담 및 영양지지 등이 있습니다.

첫째, 호흡 재교육을 합니다. 만성폐쇄성 폐질환의 경우에 하는 것 같이, 숨을 들이쉴 때 적절한 저항을 주어 흡기(吸氣)근육을 강화토록 하는 교육입니다. 호흡곤란을 완화하고 흡기근육의 강도를 증가시키는 이점이 있습니다.

둘째, 환자가 일상생활에서 에너지를 보존하고 매일 하는 일들을 좀 더 단순하게 만들도록 환자교육을 합니다. 호흡을 일정하게 하고, 신체역학을 최대화하면서 활동하는 데 우선순위를 두도록 합니다. 호흡에 영향을 주는 약의 효과와 부작용들을 익히게 함은 물론, 호흡을 개선시키는 경구제나 흡입제를 적절히 사용하면서 필요 시엔 산소 공급을 활용할 것을 교육합니다.

셋째, 기도분비물 관리를 위한 흉부 물리치료도 호흡 재활치료의 한 부분입니다. 가래 같은 기관지 분비물을 적절하게 배출할 수 있도록 약물을 투여하거나 재활치료를 시행합니다.

넷째, 심리상담을 통해 불안과 우울을 잘 조절하는 일 또한 호흡 재활치료의 일환입니다. 항우울제와 세로토닌 같은 재흡수 차단제 약물도 도움이 됩니다.

다섯째, 만성폐쇄성 폐질환자들은 단백질 부족 탓에 영양이 불균형인 경우가 많습니다. 적절한 영양 공급은 환자의 웰빙은 물론 호흡을 위한 근육운동에도 필수적입니다.

구강과 연하곤란

35. 구강 증상 중에서 구내염이란 무엇입니까?

항암치료나 방사선치료를 받는 환자는 구강이나 신체 부위 중 점막으로 구성된 식도나 위, 장, 항문 안, 여성의 경우 질 안에 염증 궤양성 병변이 생길 수 있는데 이를 점막염이라 합니다 . 특히 구강에 생기는 것을 구내염이라고 합니다. 두경부(頭頸部)에 방사선치료를 받는 환자의 100%, 항암치료를 받는 환자의 40%에서 정도의 차이는 있으나 생길 수 있습니다. 방사선치료는 치료 받는 부위나 투여된 용량에 따라 구내염의 정도가 다르고, 항암치료의 경우 투여되는 약제에 따라 차이가 있고 특히 5-FU, 메토드렉세이트(methotrexate), 에토포사이드(etoposide)를 투여 받는 환자에서 잘 발생합니다. 구내염이 생기면 입안 또는 목 안의 점막이 빨갛게 부어올라 침을 삼키기 힘들 수 있고, 염증이 생기거나 헐어서 통증이 올 수 있으며, 음식을 삼키거나 말하는 것조차 힘들 수도 있습니다. 이런 경우에는 통증이나 불편감을 줄이기 위한 투약이 필요합니다. 일반적으로 항암제와 관련된 구내염은 약제 투여 후 2주 이내에 호전되나 몇 주간 지속되기도 합니다.

36. 구내염이 잘 생기는 사람이 있다던데 맞나요?

구내염은 환자의 특성에 따라 다양한 발생률을 보입니다. 소아이거나 노인인 경우, 구강 위생이 불량하거나 침 분비 기능이 저하된 경우, 유전적 요인이 있는 경우, 체지방지수가 낮은 경우(BMI: 남<20, 여<19), 신장 기능이 떨어진 경우, 이전에 항암치료를 한 적이 있는 경우, 영양 상태가 불량한 경우, 구강 내에 상주 균이 많거나 염증이 있는 경우, 그리고 흡연자 등은 구내염 발생 위험이 높습니다. 또한 항암제의 종류에 따라 발생 위험도가 다를 수 있으며, 머리와 목 부위에 방사선치료를 받는 사람, 조혈모세포 이식을

하는 사람은 발생 위험이 높아집니다.

37. 구내염 예방법과 발생했을 때의 대처법을 알려주세요.

구내염은 증상이 생기기 전에 예방하는 것이 중요합니다. 구내염 예방법은 다음과 같습니다.

첫째, 구강을 청결하게 유지합니다. 식후엔 작고 부드러운 칫솔을 사용하여 닦아내고 잘 헹굽니다. 칫솔은 건조하고 깨끗한 곳에 보관합니다. 칫솔질은 하루에 적어도 두 번 이상, 한번에 90초 이상 시행합니다.

둘째, 치실을 사용하는 것도 도움이 될 수 있습니다. 그러나 치실 사용에 익숙하지 않다면 일부러 사용할 필요는 없습니다. 만약 혈소판이나 백혈구 수치가 낮다면 출혈이나 감염의 위험성이 있을 수 있으므로 사용하지 않는 편이 좋습니다.

셋째, 알코올이나 담배는 금해야 합니다.

넷째, 수분 섭취를 충분히 합니다. 얼음을 먹으면 입안의 통증을 줄이는 데 도움이 됩니다.

다섯째, 시중에서 판매하는 구강청결제(가글액) 중 알코올 성분이 들어 있는 것은 입안을 자극해 통증을 유발할 수 있으므로 피합니다.

여섯째, 다음과 같이 집에서 가글액을 만들어서 써도 됩니다. 소금 작은 술(계량 용기가 없다면 티스푼) 1/2을 물 2컵(500ml)에, 또는

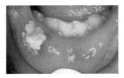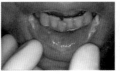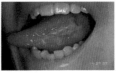

베이킹소다 작은 술 하나를 물 2컵(500ml)에, 아니면 소금 작은 술 1/2과 베이킹소다 작은 술 1/2을 물 2컵(500ml)에 녹여서 30초 정도 입안에 머금고 헹궈낸 후 뱉어냅니다. 시중에서 판매하는 생리식염수를 사용해도 됩니다. 생리식염수를 단독으로 혹은 베이킹소다를 위와 같은 비율로 섞어서 사용합니다. 식후 양치질을 하고 나서 가글을 하는 것이 좋으며 3~4회 반복합니다. 가글 후 음식은 20~30분이 지나서 먹습니다.

구내염이 생겼을 때는 식사 후 반드시 부드러운 칫솔로 양치를 하고, 통증 때문에 양치질이 어렵다면 면봉이나 거즈로 이를 닦아낸 후 입안을 자주 헹굽니다. 입안의 통증이 심해 식사를 못할 경우에는 우선 부드럽고 찬 음식(아이스크림, 젤리, 푸딩 등)을 먹으면 잘 넘어가고 통증을 줄이는 데 도움이 됩니다. 또한 익힌 곡식, 으깬 감자, 스크램블드에그 같이 부드럽고 촉촉한 음식을 먹습니다. 입을 잘 벌릴 수 없다면 빨대나 컵을 사용하여 음식을 섭취합니다. 산이 많이 함유된 음식(오렌지, 자몽 따위), 맵고 짜고 양념이 강한 음식은 피하며, 음식을 작게 썰고 부드러워질 때까지 요리합니다. 입안에서 계속 피가 나거나 백태가 끼고 염증과 통증이 심할 경우에는 의료진과 상의해야 합니다.

38. 입안이 계속 바싹 마르는데 어떡해야 할까요?

구강건조증(입안마름증)은 침샘에서 효과적으로 침 분비가 되지 않는 증상인데, 암환자의 경우엔 두경부 수술이나 방사선치료, 혹은 특정 항암제나 약제의 영향으로 생길 수 있습니다. 침 분비가 원활치 않으니 입안이 마르고 미각에 변화가 오며, 심한 경우엔 음식을 씹고 삼키기가 어렵고 말하기조차 힘듭니다. 침 분비가 줄면 또한 치아가 손상되고 구내염의 위험이 증가합니다. 입안 건조를 감소시키는 데는 다음과 같은 방법이 도움이 됩니다.

—물을 조금씩 자주 마십니다. 물 섭취를 제한하는 상황이 아니라면 하루에 3,000cc 정도를 섭취합니다. 또한 식사 중간에 물을 마시는 것이 도움이 됩니다.

—입으로 숨을 쉬지 않습니다.

—알코올 성분이 포함된 구강청결제(가글액), 자극적인 음식, 담배 등은 입안의 건조를 더 악화시킬 수 있으니 피합니다.

—껌이니 캔디 같은 것은 침의 분비를 늘려 입안이 마르는 증상을 완화해 줍니다. 단, 무설탕 껌, 무설탕의 딱딱한 캔디를 먹도록 합니다.

—귤, 레몬, 오렌지 등 신맛이 나는 과일도 침 분비에 도움을 줍니다. 그러나 신 음식은 충치를 유발할 수 있으므로 주의해야 합니다.

―부드러워서 삼키기 쉬운 음식을 먹습니다.

―입안이 건조해지면 입술도 함께 말라붙어서 갈라지기도 합니다. 이럴 때는 바셀린이나 부드러운 입술 연고를 발라 입술을 촉촉한 상태로 유지합니다.

―입안을 자주 헹구고 식후뿐 아니라 식사 사이에도 양치를 합니다.

―입안이 극심하게 마를 경우엔 사람의 타액과 성분이나 성질이 똑같지는 않지만 타액을 대체할 수 있는 인공타액을 사용할 수 있습니다.

39. 음식 삼키기가 어려운 연하곤란이라는 증상도 있다지요?

연하(嚥下, swallowing)란 입속의 음식물을 삼키는 것을 말합니다. 연하의 과정은 크게 입 속에서 씹은 음식물을 혀가 목구멍으로 밀어 넣는 구강기, 그 음식물이 구강과 식도 사이의 인두 일대를 빠르게 통과하는 인두기, 식도를 통해 위로 이동하는 식도기의 세 단계로 나눌 수 있습니다. 음식물이 구강에서 식도로 넘어가는 이러한 과정 중에 문제가 생겨 음식을 원활히 섭취할 수 없는 상태가 발생하기도 하는데, 이를 연하곤란(Dysphagia), 즉 삼키기 장애 증상이라고 합니다.

치아 이상이나 위산의 식도 역류 따위로 인한 일시적인 경우를 제외하면 연하곤란은 대체로 뇌졸중 환자, 중추신경에 종양이나

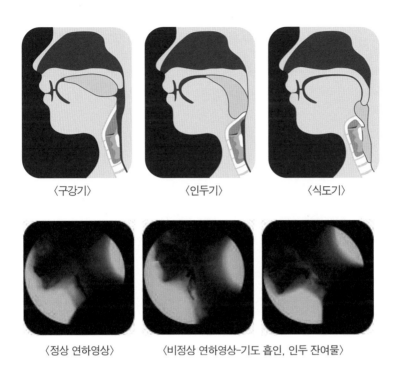

〈구강기〉　　　　〈인두기〉　　　　〈식도기〉

〈정상 연하영상〉　　　〈비정상 연하영상-기도 흡인, 인두 잔여물〉

염증, 퇴행성 변화 등의 이상이 생긴 환자, 구강이나 인후부 등 두경부에 종양이 생겨 수술 또는 방사선치료를 받은 환자에게 자주 발생합니다. 이 밖에도 여러 원인으로 전신마취 상태에서 수술을 받은 분들이 일시적 혹은 장기적으로 연하곤란을 겪을 수 있습니다.

　연하곤란이 오래 지속되면 영양 결핍, 기능장애, 정신적 상실감 등이 올 수 있습니다.

40. 연하곤란의 증상과 합병증은 무엇이고, 어떻게 치료합니까?

연하곤란의 증상은 다음과 같습니다.

—식사 중 사레가 잘 듭니다.
—음식물을 삼키고 난 후에 이물감이 느껴집니다.
—식사 후 가래가 낀 듯한 목소리가 납니다.
—식사할 때 침이나 음식물을 입 밖으로 잘 흘립니다.
—덩어리로 된 음식물을 잘 씹지 못해 먹는 것이 힘듭니다.
—음식물을 삼키고 난 후 입 속에 음식물이 남아 있습니다.
—식사할 때 혀나 잇몸을 잘 씹어 상처가 납니다.
—기관지 절개를 한 환자의 경우, 절개 부위로 음식물이 새어 나옵니다.

기도로 음식물이 잘못 들어갈 경우(기도 흡인), 잘못 들어간 음식물이 생명을 위협하거나, 흡인성 폐렴 등의 심각한 합병증을 발생시킬 수 있습니다. 또한, 연하곤란을 적절히 관리하지 않으면 영양결핍, 체중감소, 탈수, 정신적 상실감을 초래할 수 있습니다.

연하곤란 환자를 진단하는 데는 영상연하투시검사가 필요합니다. 이 검사는 연하곤란 치료에 가장 기본적이며 객관적인 지표를 제시할 수 있는 검사로서, 아무 증상 없이 기도 흡인이 일어나는 무증상 흡인을 예방하기 위해 실시하는 검사입니다. 환자에게 조

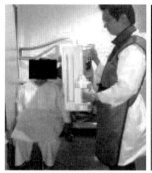
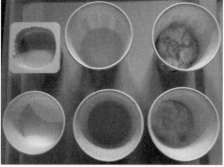

〈영상 연하 투시검사 장면〉　　〈검사 식이 : 호상 발효유, 액상 발효유, 밥, 물, 푸딩, 죽〉

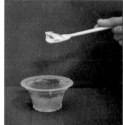
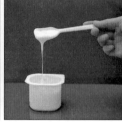
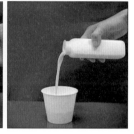

〈검사 식이: 푸딩, 호상 발효유, 액상 발효유〉

영제가 포함된 음식물을 삼키게 한 뒤 그것이 내려가는 모습을 여러 방향에서 모니터로 관찰하고 분석하여 연하 과정의 어느 부분에 문제가 있는지를 보다 정확하게 판단하여 대처할 수 있고, 환자가 적절한 짐도(粘度, 차시고 끈끈한 성질)와 질감의 식사를 하는 데도 도움을 줍니다.

림프부종

41. 암 수술 후 림프부종이 왔는데 이렇게 붓는 것은 무슨 까닭이죠?

림프부종(浮腫)은 림프 계통의 기능 이상으로 인해 림프액의 순환이 제대로 되지 않아 팔다리 등의 신체 부위가 붓는 증상입니다. 림프는 우리 몸의 세포 조직을 적시고 있는 옅은 노란색의 액체로, 체액의 균형을 유지하고 면역 항체를 운반하면서 조직에서 세균을 없애는 역할을 합니다. 성분은 혈장(血漿, 혈액에서 혈구를 제외한 액상 성분)과 비슷하고 백혈구 특히 림프구가 들어 있습니다(백혈구는 과립 백혈구, 림프구, 단핵구의 세 종류가 있습니다).

림프부종은 암 치료 후에 나타날 수 있으며 주로 암 수술 부위 주변 림프절의 절제로 인해 발생합니다. 특히 유방암 수술로 겨드랑이에 있는 림프절을 떼어낸 환자에게 많이 생깁니다. 자궁암, 난소암 등 부인암, 전립선암, 림프종 또는 흑색종의 수술 후에도 생길 수 있습니다.

수술 외에 림프부종의 위험 요소로는 탁산(taxane) 계열의 약제가 포함된 항암화학치료, 방사선치료, 수술 받은 팔에서의 채혈과 혈압 측정, 외상, 과도한 운동이나 작업, 감염 등이 거론됩니다. 이중 탁산 등의 항암치료와 방사선치료는 거의 모든 문헌에 림프부종의 주요 원인으로 올라 있으나, 최근 연구에서는 관련이 없다는 결과도 많이 나오는 만큼 크게 걱정할 필요는 없습니다. 한편 체중이 많이 나가는 사람들에게 림프부종 발생 가능성이 높다는 보고가 있습니다. 이러한 사항들을 숙지하고 림프부종을 예방하는 방법들을 실천하는 것이 중요합니다.

42. 림프부종 예방 요령을 자세히 알려주십시오.

림프부종은 만성화될 경우 완쾌가 쉽지 않습니다. 따라서 조기 대처가 필요하며, 나아가 아예 예방을 하는 것이 제일입니다. 수술받은 쪽 팔다리에서는 채혈과 혈압 측정을 하지 말아야 하고, 침과 부항, 뜨거운 찜질이나 얼음찜질을 피하고, 뜨거운 물에 담그는 일도 자제해야 합니다. 5kg 이상 무거운 물건을 들어 올리지 않도록 하고, 여름에는 햇볕에 타지 않게 자외선 차단제를 바르거나 소매가 긴 가벼운 옷을 걸치는 것이 좋습니다. 벌레에 물리는 일도 주의하십시오. 다리의 경우에는 쪼그려 앉거나 꼬고 앉지 말아야 합니다. 물론 이런 일들이 한두 번 있었다고 해서 림프부종이 생기는 것은 아닙니다.

다음과 같은 생활습관은 림프부종 예방에 도움이 됩니다.

─베개나 쿠션을 이용해 팔과 다리를 심장보다 높게 둡니다.
─팔다리에 혈액순환이 갑자기 증가하는 상황을 피합니다. 너무 뜨거운 물에 사지를 담그거나 고온의 사우나를 자주 하는 것이 그

런 예입니다. 뜨겁거나 차가운 팩을 팔다리에 직접 대는 일도 피하십시오.

—팔다리의 피부를 깨끗이 하고 건조해지지 않도록 유의합니다. 저자극성 비누로 씻은 후 항균성 연고나 로션을 바르면 좋습니다(단, 발은 건조하게 유지하십시오). 땀 흡수가 잘되는 면제품 의류를 착용하고, 햇빛에 노출될 때는 자외선 차단제를 바릅니다.

—팔과 다리에 상처가 나지 않도록 합니다. 작업을 할 때는 장갑을 낍니다(원예장갑, 요리장갑, 그리고 골무 따위). 야외 활동 시엔 양말과 신발을 꼭 신으십시오. 손톱을 깎을 때 주변의 살갗(큐티클 즉 각피)을 깎아내지 말고, 발톱은 일자 모양으로 자릅니다. 제모가 필요하면 피부에 상처가 나지 않도록 전기면도기를 쓰십시오. 상처가 났을 경우에는 밴드 대신에 거즈를 사용하여 부종 부위가 조이지 않도록 합니다. 발진(發疹)이 나타나면 반드시 의사에게 보이고 치료를 해야 합니다(발진이란 피부가 갑자기 붉어지거나 달리 변색되는 현상으로, 그 형태와 정도, 지속 기간이 다양합니다. 염증이나 부기가 따르는 수가 많습니다).

—팔다리에 과도한 압력을 주지 마십시오. 액세서리나 옷도 조이지 않는 것을 착용합니다. 잘 때 팔을 아래에 깔고 자지 말고, 수술한 팔에는 조이는 끈이나 밴드, 스타킹, 탄력붕대를 사용하지 않도록 합니다.

—적절한 운동을 규칙적으로 해서 알맞은 체중을 유지하십시오. 이처럼 운동을 하면 남아 있는 림프관들이 점차 확장되어 림프액의

흐름이 좋아집니다. 비만이 바로 림프부종을 유발하지는 않지만 급격한 체중 증가는 붓는 증상을 악화시킬 수 있습니다.

―의사에게 정기적으로 검진을 받고, 갑자기 심하게 붓게 되면 바로 알립니다.

43. 림프부종이 생기면 어떤 치료를 받을 수 있나요?

아직까지는 림프의 순환을 개선하는 근본적인 치료약이나 수술 방법은 없습니다. 현재 쓰이는 약은 림프부종을 완화하는 정도의 효과만 있고, 일부에서 시행하는 수술은 효과가 검증되지 않았습니다. 복합 림프부종 재활치료라는 것이 유일한 대응책입니다.

이 재활치료는 도수(徒手) 림프배출법(림프액의 흐름을 원활히 하기 위해 고안된 특수 마사지 기법)과 특수 압박붕대 치료법, 림프순환 개선운동을 복합적으로 시행하는 치료 방법입니다. 일반적으로 병원에서 2주 정도 치료와 교육을 받고, 이후에는 자가 치료를 하게 됩니다. 약 두 달간 집중적으로 자가 치료를 하면 부종이 많이 줄어듭니다. 그다음에는 림프부종 압박 스타킹을 착용하고, 많이 부었을 때는 특수 압박붕대 치료를 하는 2단계 자가 유지치료를 합니다.

림프부종은 초기에 대처할수록 치료 효과가 좋습니다. 초기 치료에 성공하면 부종이 완전히 줄어들어서 평생 재발하지 않을 수도 있습니다. 치료 시기가 늦어지면 부종 부위에 섬유화가 진행되면서 부종을 빼기가 어려워집니다.

44. 부종이 있는 팔이나 다리에 열이 나고 아프면 어떻게 해야 하나요?

림프부종이 있는 팔이나 다리에 열이 날 때가 있습니다. 피부가 빨갛게 달아오르거나 발진이 있으면 림프 감염에 의한 증상일 수 있습니다. 주로 림프부종이 있으면서 연부조직(軟部組織, soft tissue)이 감염되어서 생기는 것으로, 항생제를 투여하면 감염 증상은 쉽게 낫습니다. 가까운 병원을 찾아서 치료를 받으십시오(연부조직이란 신체의 조직 중에서 뼈와 혈액, 조혈조직 등을 제외한 나머지, 즉 근육, 힘줄, 지방, 혈관, 신경, 섬유조직 따위를 말합니다).

이 같은 감염 후에는 림프부종이 더 심해지는 경우가 많습니다. 감염이 생기면 마사지나 압박 스타킹, 특수 압박붕대 치료 등의 림프부종 치료를 일단 중지해야 합니다. 감염이 완전히 사라지고 2주 지난 뒤에 치료를 재개합니다.

기타

45. 암 치료 이후 손발이 저리고 아파서 어려움이 많습니다. 왜 그런가요?

흔히 손발저림이라는 말로 표현하는 증상은 말초신경이나 중추

신경이 손상을 받아서 생기는 이상 증상 또는 장애입니다. 일반적인 원인은 다양해서 면역력 저하, 영양 부족, 외상, 감염, 대사 이상, 독소나 중금속에의 노출, 신경 압박, 내분비 문제, 약물, 유전적 원인 등을 들 수 있습니다. 하지만 암환자에게 흔한 말초신경병증은 중추 신경을 구성하는 뇌와 척추신경을 제외한 말초신경에 나타나는 질환입니다. 수술, 방사선치료, 항암화학요법의 영향으로 발생하며 특히 항암제의 독성 탓인 경우가 많습니다. 이러한 치료로 왜 말초신경에 손상이 오는지에 대해서는 아직 정확히 밝혀진 것이 없습니다. 주로 감각 이상이나 감각장애로 나타나는데, 실제 자극 여부와 상관없이 느껴지는 지속적 또는 발작적인 통증이 특징입니다. 구체적으로는 무딘 감이나 저림, 비정상적인 접촉감, 찬 것에의 과민한 반응으로 인한 통증, 타는 듯하거나 어는 듯하거나 찌르는 듯한 통증, 감전된 듯 저릿저릿한 느낌 등으로 표현됩니다. 여기에 불면증이나 우울증, 기운 없음, 식욕부진 같은 증상이 동반되어 일상생활에 지장을 주는 경우가 많습니다. 말초신경병증의 위험성이 있는 환자에게는 미리 나타날 수 있는 증상에 대해 교육을 합니다. 이상 증상을 초기에 인식하여 더 악화되지 않도록 치료하는 것이 중요합니다. 시기를 놓치면 삶의 질을 현저히 떨어뜨릴 수 있습니다. 먼저 금연을 하고, 건강을 위한 식단을 짜서 잘 지켜야 합니다. 신경병증은 사지의 말단, 그중에서도 특히 발에서부터 나타나므로 발 건강의 유지가 중요합니다. 너무 높은 신발, 바닥이 지나치게 부드러운 신발, 끈을 매기 어려운 신발은 피하는 게 좋습니다. 신발과 양말은 꼭 끼지 않는 것을 사용해야 합니다. 그리고 발의 피부가 벗겨지지는 않았는지, 물집 등 상처가 생기지는 않았는지 자주 살펴봐야 합니다.

말초신경병증이 나타나면 환자의 안전에 유의해야 합니다. 감각이 저하됐을 때는 열 감지를 빨리 하지 못해서 화상을 입을 위험이 있으므로 뜨거운 것을 만질 때는 반드시 보호 장갑이나 집게를 이용하십시오. 주위가 너무 어둡지 않게 하고, 방바닥과 욕실 바닥이 미끄럽지 않도록 해서 사고를 예방하는 일도 필요합니다. 또한 새로운 신경 손상을 예방하기 위해 무릎이나 손목, 발목 등에 지속적으로 압력이 가해지는 행동이나 상황은 피해야 합니다.

흔히 말초신경병증의 증상이 나타나면 대수롭지 않게 여겨 의료진에게 말을 하지 않는 경우가 많습니다. 빨리 의료진과 상담하여 말초신경병증과 관련된 신체 기능 감소를 줄이는 것이 중요합니다.

46. 손발저림 같은 말초신경병증의 치료 방법은 뭔가요?

통증의 원인과 유형을 확인하여 원인 치료를 우선으로 합니다. 완치가 어려운 경우가 많은 만큼 아예 치료 목표를 증상 개선과 완화, 일상생활을 영위할 수 있는 기능의 회복에 두는 수도 있습니다. 진단이 빠를수록 상태 개선의 여지가 큰 만큼 빨리 전문가와 상담하여 치료를 시작하는 것이 중요합니다.

치료 방법은 크게 약물 치료와 비약물 치료로 나눕니다. 약물 치료에 주로 쓰이는 약제는 항우울제, 항경련제, 마약성 진통제, 국소 마취제, 항부정맥제 등인데, 약물에 따라 가임기 여성에서 태아의 기형아 발생 가능성이 커질 수 있으니 주의해야 합니다. 비약물적 치료로는 경막(硬膜) 외 신경차단술, 교감신경 차단 및 절제술, 체성(體性)신경 차단술, 박동성(搏動性) 고주파 치료, 척수 전기자극술 등이 있습니다(경막은 뇌막 가운데 바깥층을 이루는 두껍고 튼튼한 섬유질 막입니다. 체성신경은 자율신경과 함께 말초신경계통을 이루는 것으로 골격근의 운동과 외부 자극에 대한 반응을 조절하며, 운동신경과 감각신경으로 구성됩니다).

47. 항암치료 때 피부와 손발톱이 변색한다는데 그게 무슨 상태이고 얼마나 갑니까?

항암화학요법에 따른 피부의 변화는 표피의 기저세포(基底細胞)가 파괴되기 때문에 나타납니다(기저세포란 표피의 가장 아래쪽에 위치한 기저층이나 모낭 등을 구성하는 세포를 말합니다). 변색은 전신적으로 나타날 수도 있고 국소적으로 나타날 수도 있습니다. 항암치료의 경우, 치료 과정에서 얼굴, 입 안, 그리고 항암제 주사를 맞은 부위의 혈관을 따라 피부색이 검게 변할 수 있습니다. 방사선 조사 부위도 마찬가지입니다. 변색은 치료가 끝나면 차츰 소실됩니다. 피부 변화의 정도와 회복 속도는 치료 방법과 환자의 상태 등 여러 조건에 따라 다양하므로 의료진과 상의해 보십시오.

변색 외의 주요한 피부 변화는 다음과 같습니다.

―햇빛에 대한 민감성 증가: 일부 항암제는 투여 중 햇빛에 대한 민감성이 증가할 수 있습니다. 태양에 노출되는 것을 가급적 피하고, 자외선 활동이 가장 강한 오전 10시부터 오후 3시까지는 더욱 주의하십시오. 인공태양등(sun lamp, 피부병 치료나 미용을 위해 사용)을 쪼이거나 일광욕을 해서는 안 됩니다. 외출할 때는 집을 나서기 15분에서 30분 전에 자외선 차단제(자외선 차단지수〔SPF〕 15 이상)를 바르십시오. 또한 면직물로 된 긴 소매 옷을 입고 챙이 넓은 모자, 선글라스 등을 착용하여 햇빛을 막도록 합니다.

　―여드름성 발진: 항암제의 종류에 따라 여드름 형태의 발진이 생길 수 있습니다. 특히 표적치료제를 쓰는 경우, 치료 기간 동안 악화와 완화를 반복할 수 있습니다(표적치료제란 암의 발생 및 암의 성장 및 진행 과정에 관여하는 특정 표적 유전자의 변이를 선택적으로 억제해 정상 세포를 보호하고 암세포만을 공격하는 치료제인데, 아직은 효과가 모두 만족스럽지는 않습니다). 일반적으로 여드름 발진은 치료 중 일시적으로 생겼다가 치료가 끝나고 2주 정도 지나면 사라지기 시작합니다. 세안을 철저히 하는 것을 비롯해 늘 피부 전체를 청결하게 유지하고, 뜨거운 물보다는 미지근한 물로 샤워를 하는 게 좋습니다. 비누와 로션, 크림 등 화장품도 자극이 적은 것을 쓰며, 햇빛 노출을 피해 외출 시에는 자외선 차단제를 바릅니다. 가렵다고 긁거나 여드름을 짜지 마십시오. 여드름이 생긴다고 항암제 복용을 마음대로 중단해서는 안 됩니다. 여드름이 생기면 여드름 치료용 일반의약품(의사의 처방 없이 살 수 있는 약품)을 쓰지 말고 의사가 처방한 것을 바르

거나 복용하십시오. 여드름과 비슷한 형태의 발진이지 여드름이
아닌 것을 명심해야 합니다.

　—피부 건조: 피부가 건조해지는 것을 막기 위해서는 미지근한
물과 순한 중성 비누로 목욕을 한 후 크림이나 로션을 발라주십시
오. 알코올을 함유한 향수, 화장수, 면도용 로션은 피부를 자극하
고 건조를 유발할 수 있습니다.

48. 방사선치료를 받을 때 피부를 보호하는 방법이 있습니까?

　방사선치료는 고에너지 방사선을 이용하여 암세포를 죽이는 요
법입니다. 하지만 항암제 치료처럼 암세포뿐 아니라 주위의 정상
조직에도 영향을 미쳐 부작용이 발생하게 됩니다. 증상은 햇빛에
심하게 노출된 것과 비슷합니다. 피부가 빨개지다가 그을린 듯 검
게 변색되기도 하고, 트거나 짓무르고 벗겨질 수도 있습니다. 피부
가 접히는 부분은 특히 짓무름에 약합니다. 피부가 건조해지기 때
문에 상당히 가렵습니다. 겨드랑이나 목, 가슴 아래, 회음부 같은
부위에 치료를 받고 있다면 증상이 더 심할 수 있습니다.

　기간은 방사선의 양과 치료 부위에 따라 차이가 있지만 대개 방
사선치료 1~2주째부터 시작해 치료가 끝나고 몇 주 더 지속되다가
1~2개월 정도 지나면서 서서히 사라집니다.

　방사선치료 시의 피부 관리 요령은 다음과 같습니다.

—방사선치료 부위가 햇빛에 노출되지 않도록 하십시오.

—꽉 조이는 옷은 피하고 면으로 된 헐렁한 옷을 입으십시오.

—골반 부위에 방사선치료를 받을 때는 면으로 된 속옷을 입으십시오.

—치료 부위가 가렵더라도 절대 긁거나 문지르지 마십시오.

—자극성이 없는 중성 비누를 사용하여 미온수로 샤워 정도만 하며, 냉·온찜질, 반신욕, 목욕 등은 하지 않습니다.

—몸에 그려진 방사선치료 부위 표시선이 지워지지 않도록 주의합니다.

—방사선치료 부위에 바르는 로션이나 크림은 의사의 처방에 따릅니다.

—치료 부위에 테이프(반창고나 파스)를 붙이지 마십시오.

—면도가 필요하다면 상처 예방을 위해 전기면도기를 사용하십시오.

—항문 주위에 방사선을 받는 경우 대변을 본 후 미지근한 물로 좌욕을 해 피부를 청결하게 유지합니다.

—접히는 부위의 피부, 질과 항문 주위는 증상이 더 심하므로 악화되기 전에 의사와 꼭 상의하십시오.

49. 항암치료를 받으면 머리가 빠진다는데 탈모를 예방할 수는 없는지요?

모든 항암제가 탈모를 일으키는 것은 아닙니다. 일부 항암제가 그러한데, 약물 투여 후 2~3주 정도 지나면서 부작용으로 머리카락이 빠지기 시작해 모발이 가늘어지는 증상이 나타날 수 있습니다. 이 증상은 신체의 모든 모발(머리카락, 눈썹, 수염, 겨드랑이 털, 음모)에서 일어날 수 있으며 약제에 따라, 개인에 따라 심하거나 약하게 나타납니다.

그러나 항암제의 마지막 투여가 끝나면 4~6주 후부터 서서히 모발이 다시 자라기 시작합니다. 이때 모발의 색깔이나 형태가 바뀌기도 합니다. 탈모는 겉으로 드러나는 증상인 만큼 어느 순간 갑자기 진행되면 환자가 매우 우울해질 수 있습니다. 일시적인 탈모를 현실로 받아들이고 적절한 조치를 취해 마음의 평화를 유지하는 것이 중요합니다. 탈모 시에는 다음과 같은 방법이 도움이 됩니다.

─머리를 거칠게 감지 않도록 하며, 말릴 때는 살살 두드려서 말립니다.

─두피를 청결하게 관리합니다.

─파마, 염색을 하지 말고, 헤어스프레이나 무스 등도 쓰지 마십시오. 두피를 자극해 탈모가 심해질 수 있습니다.

─헤어드라이어와 같은 열기구의 사용은 되도록 줄입니다. 꼭

필요한 경우에는 가장 약한 열로 합니다. 가장 좋은 방법은 공기 중에서 자연스럽게 말리는 것입니다.

―심한 빗질은 삼가고 간격이 넓고 부드러운 빗으로 살살 빗도록 합니다.

―탈모로 인한 불안감을 참지 말고 의료진과 가족들에게 표현하십시오. 탈모를 경험하는 다른 환자들과 대화를 통해 경험을 나누는 것도 좋습니다.

―외출 시에는 모자나 스카프 등을 쓰고, 완전 탈모 시에는 외출할 때 두피를 보호하기 위해 선크림(햇빛 차단제)을 사용합니다.

―약물에 따라 심한 탈모가 예상될 경우 미리 가발을 준비하는 것이 심리적으로도 도움이 됩니다.

50. 암환자는 면역력이 약해진다지요? 그 이유와 증상이 궁금합니다.

암환자는 항암화학요법이나 방사선치료, 또는 조혈모세포 등의 이식으로 인해 면역력이 떨어져서 각종 병원체에 감염될 위험이 커질 수 있습니다. 치료를 위해 인위적으로 면역력을 떨어뜨리기도 합니다. 특히 항암화학요법은 암세포뿐 아니라 우리 몸을 병균으로부터 지켜주는 호중구(好中球, 호중성백혈구)도 파괴합니다. 백혈구의 한 종류인 호중구는 운동성이 강하고 세균과 이물질을 포식하여 소화·분해하는 능력이 두드러져 급성 염증과 싸우는 일에서

핵심적 구실을 합니다. 환경 중에는 많은 세균이 있습니다. 이들은 정상인에게선 감염증을 일으키지 않지만 면역력이 저하된 환자들의 경우엔 심각한 감염증을 유발할 수 있습니다. 감염의 전형적인 증상은 38도 이상으로 열이 나는 것입니다. 이 외에도 호흡곤란, 수술 부위나 중심정맥관(항암제를 주기적으로 안전하게 투여하기 위해 신체 깊숙이 있는 굵은 중심정맥에 삽입된 도관) 부위가 아프고 빨갛게 되거나 부어오름, 소변 볼 때의 통증, 소변 횟수의 증가, 목이 아프거나 기침을 하는 등의 감기 증상, 복통이나 설사, 통증을 일으키는 작은 물집 띠 등입니다. 이런 증상이 보이면 신속히 의료진을 찾아 치료를 받으십시오.

51. 호중구의 수가 매우 줄었다는데 감염 위험을 피할 방법은 뭔가요?

가장 간단하면서도 효과적인 방법은 손 씻기입니다. 음식을 하거나 먹을 때, 기침이나 재채기를 한 후, 화장실에 다녀온 후에는 반드시 손을 씻으십시오. 물과 비누로 닦거나 알코올 겔 같은 것으로 손을 씻으십시오. 사람이 많은 곳을 피하고, 충분히 휴식하면서 적절한 영양 상태를 유지하는 것도 도움이 됩니다. 가을에서 초겨울 사이에 의사의 처방에 따라 독감 예방접종을 받으십시오. 폐렴구균으로 인한 질환을 예방하기 위한 예방접종도 필요할 수 있으니 담당 의사와 상의하십시오. 폐렴 구균 백신은 5년마다 한 번씩 하게 됩니다.

—손발의 상처를 예방하기 위해 손톱, 발톱을 너무 바투 깎지 말고 항상 양말을 신으십시오.

—이를 닦다가 입안에 상처가 나지 않도록 작고 부드러운 칫솔을 사용합니다. 구내염이나 목의 통증, 기침 등의 증상이 있을 때는 생리식염수로 가글을 자주 하는 게 좋습니다.

—면도하다가 베이지 않도록 전기면도기를 사용합니다.

—가능하면 따뜻한 물로 자주 샤워를 하되 피부를 세게 문지르지는 마십시오.

—항문에 상처가 있으면 감염이 되기 쉬우니 따뜻한 물로 좌욕을 하고 깨끗이 건조시키십시오.

—생화나 화분, 애완동물 등 세균이나 곰팡이가 많은 것은 가까이 하지 마십시오.

—다른 사람과 얘기할 때 마스크를 착용하는 것이 좋습니다.

—의사가 호중구를 증가시키는 약물 G-CSF(Granulocyte colony-stimulating factor, '과립구 대식세포 집락 자극인자' 혹은 '과립구 생성 촉진인자'라고 합니다)를 처방할 수 있습니다. G-CSF는 골수에서 호중구를 생산하는 세포를 자극하여 호중구 수를 늘려줍니다. 스케줄에 따라 투약을 받아야 합니다.

암종별 재활운동

두경부암

52. 두경부암 수술 후에 목과 어깨 주변이 뻣뻣하고 팔을 올리기가 힘드네요.

갑상선암이나 두경부암의 수술을 할 때는 흔히 경부청소술(頸部清掃術)이라는 수술을 시행하여 목 주위의 림프절을 제거합니다. 이 수술을 받으면 목 주변의 근육과 피부가 단단해져서 목 일대와 귀 뒤쪽 부위, 쇄골 주위가 불편해집니다. 또한 수술로 인해 어깨가 많이 긴장하거나 약해지면 어깨 부위에도 통증이 옵니다. 그래서 수술 후 상처가 아물기 전엔 목 자체는 움직이지 말고 주변 근육에만 힘을 주는 운동을 하고, 상처가 완전히 아문 뒤에는 가볍게 스트레칭을 함으로써 수술 부위가 뻣뻣해지지 않도록 해야 합니다.

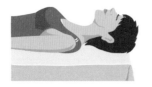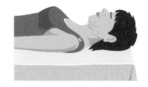

〈수술 상처가 아물기 전 운동〉

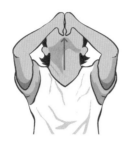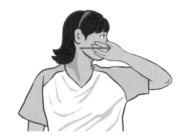

〈수술 상처가 아문 후 운동〉

　수술에서 광범한 부위의 림프절을 제거했을 경우에는 한동안 팔을 들어 올리기가 힘들 수 있습니다. 대부분은 3개월 안에 많이 좋아지지만, 그 후에도 증상이 지속된다면 수술로 인하여 어깨 주위의 근육을 지배하는 부신경이 손상된 것은 아닌지 알아봐야 합니다. 신경에 문제가 있는데도 수술 후의 일시적 증상으로 생각해 방치해 두게 되면 어깨 주위의 근육이 점차 약해져서 1년쯤 후에는 어깨충돌증후군이나 오십견(유착성 관절낭염) 같은 2차적인 문제가 생깁니다. 이를 예방하기 위해서는 재활의학과의 진료를 받고 자신의 상태에 맞는 어깨운동을 해야 합니다.

유방암

53. 유방암 수술 환자는 팔운동을 해야 한다던데 요령을 알려주세요.

유방암 수술 후에는 재발의 위험성을 낮추고 몸 상태를 개선하기 위해 적절한 팔운동을 해야 합니다. 포괄적이고 체계적인 운동은 유방암 치료와 유방재건술을 받은 뒤 생길 수 있는 여러 부작용을 예방하거나 최소화하고, 골밀도 유지와 오십견 등 어깨 질환의 방지, 근력 키우기 등에 도움이 됩니다.

운동을 시작하기 전에 우선 본인이 받은 수술이 어떤 것인지를 정확히 알 필요가 있습니다. 수술 방법에 따라 이후의 주의사항, 운동의 강도와 시기 등이 다르기 때문입니다. 대개 수술을 받고 하루 후부터 가볍게 걷는 정도의 운동을 시작하고, 1~2주쯤 뒤에는 의자를 잡거나 양손에 가슴을 모은 채 한발로 서는 것과 같은 균형 운동을 시작합니다. 팔의 스트레칭은 1주 후, 3~6주 후 등으로 수술 형태에 따라 시작하는 시기가 다릅니다.

수술 직후 팔운동을 할 때는 어깨 높이 이상으로 팔을 들어 올리지 않는 것이 안전합니다. 항상 바른 자세를 유지하면서 가슴과 어깨 근육을 강화해야 합니다. 새로운 운동을 시작할 때 통증 등의 문제가 있으면 즉시 멈추고 담당 의사, 간호사, 물리치료사 등 의료진에게 말해 조언을 받는 것이 좋습니다.

〈 수술 형태에 따른 각종 운동의 시작 시기 〉

수술 형태	걷기	균형운동	팔 스트레칭	근력운동
유방암 종양절제술	하루 후	1주 후	1주 후	2주 후
감시절 수술	하루 후	1주 후	1~2주 후	2~4주 후
액와절 수술	하루 후	1~2주 후	2주 후	4주 후
유방절제술	하루 후	1~2주 후	2주 후	4주 후
보형물 삽입술	하루 후	1~2주 후	3~6주 후	12주 후
복부 피판술	하루 후	2~4주 후	3~6주 후	12주 후
광배근 피판술	하루 후	2~4주 후	3~6주 후	12주 후

(피판술 : 피부 아래의 근육 및 혈관을 이식하는 수술)

54. 수술 후에 어깨와 팔이 아픕니다. 편해질 때까지 팔을 안 쓰는 게 좋을까요?

유방암 수술을 하고 나면 어깨와 팔이 상당히 불편하고, 더러는 그 상태가 꽤 오랫동안 지속되기도 합니다. 이는 수술 후 어깨의 관절운동 범위가 제한되기 때문인 경우가 대부분입니다. 수술 직후에 나타나는 불편함과 통증은 점차 사라지게 마련인데, 불편하다는 느낌 때문에 그 팔을 잘 움직이지 않고 일상생활에 필요한 동작마저 피하게 되면 어깨와 팔의 움직임이 경직되고 부자연스러워집니다. 근육이 팽팽하게 당겨져 있거나 좋지 않은 자세로 생활하는 것은 근골격계에 통증 등의 문제를 일으킬 수 있습니다. 앞의 일정표에 따라 어깨와 팔의 스트레칭을 장기간 꾸준히 하십시오. 근육의 당김이 해소되어 팔의 통증도 줄어들게 됩니다.

팔의 일반적인 불편감 외에, 팔을 스스로 들거나 팔을 돌릴 때마다 어깨나 팔이 아프다면 어깨충돌증후군(견관절충돌증후군), 오십견 등 다른 질환 때문입니다. 병원을 찾아 정확한 진단을 받고 치료해야 합니다.

55. 겨드랑이에 딱딱한 띠가 생겨서 팔을 올리면 막 아픕니다. 무슨 증상이지요?

유방암 수술 때 겨드랑이 림프절제술을 시행하면 그 주변에 딱딱한 띠가 생기고 통증이 오는 수가 있습니다. 이를 액와막(腋窩膜) 증후군(axillary web syndrome/AWS, 통칭 cording)이라고 합니다('액와'는 겨드랑이를 말합니다). 이 증후군이 생기면 겨드랑이에서 밧줄 같은 두꺼운 조직이 느껴지고(또는 눈에 드러나거나 잡히고), 팔을 어깨 위로 올리는 동작을 할 때 아프거나 조이는 느낌이 듭니다.

액와막은 대부분 수술 후 며칠에서 몇 주 사이에 나타나지만 몇 달이 지나서 생길 수도 있습니다. 대개 겨드랑이 수술 부위에서 팔 안쪽으로 당기는 느낌을 받게 됩니다. 액와막 때문에 아프고 팔의 움직임이 제한되면 일상생활이 적잖이 불편해집니다. 이 증상들은 시간이 지나면서 나아지지만, 저절로 없어지리라 생각하고 팔을 쓰지 않으면 오히려 증상이 심해질 수 있으니 의료진의 지도를 받아 팔운동을 하는 것이 좋습니다.

움직여도 아프지 않은 범위 내에서 겨드랑이와 팔의 스트레칭, 유연성 운동을 합니다. 너무 세게 누르는 마사지는 피하고, 운동 전에 가볍게 따뜻한 수건 찜질을 해서 근육과 주변 조직을 이완시

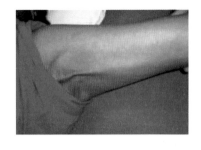

키십시오. 통증이 아주 심할 경우에는 진통제를 복용할 수도 있지만, 가능하면 약에 기대지 말고 꾸준하게 운동을 하는 것이 제일입니다. 겨드랑이막 증상은 대개 수개월 안에 호전되니 너무 걱정하지 마십시오. 상태가 좋아지더라도 운동은 계속하는 게 좋습니다.

56. 림프부종이 있는데 운동을 해도 괜찮습니까?

림프부종이 있으면 무거운 물건을 들거나 반복적인 동작을 하지 말라고 흔히들 얘기합니다. 두 가지 다 무리하지 않도록 신경을 써야 할 일이기는 합니다. 그러나 이런 말을 확대 해석하여 운동을 아예 하지 않는 것은 림프부종 관리의 올바른 방법이 아닙니다. 근육을 수축, 이완시키는 가벼운 운동을 점진적으로 하면 어깨에 남아 있는 림프액의 흐름을 원활하게 하여 림프부종에 도움이 됩니다. 또한, 운동을 하면 또 체중을 줄일 수 있어 비만으로 인한 림프부종의 악화를 방지하게 됩니다. 올바른 운동은 림프부종 관리에 꼭 필요합니다.

췌담도암

57. 췌담도암 수술 후 살이 빠지고 기력이 소진됐는데 회복 방법은 뭔가요?

췌장액(이자액)을 십이지장 즉 샘창자로 보내는 췌관(이자관)과, 담즙(쓸개즙)을 샘창자로 보내는 담도(담관, 쓸갯길)에 발생하는 종양을 췌담도암이라고 합니다. 이 암을 수술하고 나면 복부의 심한 통증으로 인하여 신체활동이 감소하게 됩니다. 또한 식욕이 떨어지면서 영양 공급이 원활치 못해 체중이 줄고 극심한 피로감을 느끼게 됩니다. 이러한 경우에는 가벼운 걷기운동을 주 5회 하면 좋습니다. 하루 30분씩으로 시작하여 점차 시간을 늘려 나갑니다. 처음에는 단번에 30분을 걷기보다 아침, 점심, 저녁 각 10분씩 나누어서 합니다. 운동 강도는 약간 숨이 찬 수준으로 하는데, 걷다가 숨이 너무 차면 앉아서 심호흡을 하고, 호흡이 안정되면 다시 걷습니다. 함께 대화하면서 걸을 사람이 있으면 더 좋습니다.

58. 배가 땅기고 아파서 운동을 하기가 거북한데요.

복부를 절개하고 종양을 제거하는 개복수술을 받으면 배가 땅기고 아픈 증상이 생기게 마련입니다. 절개 부위의 상처는 아물 때까지 통증이나 땅기는 느낌이 있으나, 1~2개월이면 대개 증상이 많

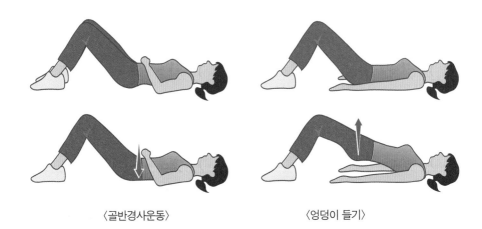

〈골반경사운동〉　　　　　〈엉덩이 들기〉

이 호전됩니다. 만약 몇 달이 지나도 아프거나 땅긴다면 절개 부위가 유착되는 등의 문제가 있을 가능성이 높습니다. 별다른 문제가 없다면 수술 상처가 아문 후 골반경사운동, 복부운동, 엉덩이 들기 등의 운동을 함으로써 땅기거나 아픈 증상을 더 완화할 수 있습니다.

폐암과 식도암

59. 폐암 수술 후 폐기능이 떨어졌는데 언제부터 무슨 운동을 해야 합니까?

폐암 수술에서는 종양이 있는 쪽의 폐 전체를 절제하거나 그 일

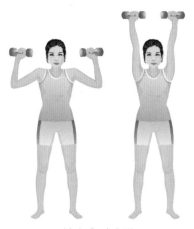

〈수술 후 팔 운동〉

부인 폐엽(肺葉, 허파엽)을 절제하게 됩니다. 따라서 폐의 기능은 이
전보다 떨어지게 마련입니다. 또한 수술 부위의 상처로 인해 흔히
통증이 발생하고 그에 따라 몸통과 상지(上肢, 팔)의 운동이 제약되
기도 합니다.

폐기능 회복을 위한 운동은 시기와 환자 상태에 따라 다릅니다.
수술 환자는 배액관(수술 부위에 삽입하여 피 등 체액이 고이지 않도록 배출
시키는 관)을 제거할 때까지는 통증과 전신 체력의 저하로 인해 고강
도의 운동이 어렵습니다. 공기가 깊고 고르게, 편안하게 폐 구석까
지 들어가도록 하는 호흡운동, 평소와 같은 속도로 걷는 유산소운
동을 주로 합니다. 팔의 움직임이 뻣뻣하게 느껴질 경우엔 수술 부
위의 유연성을 회복하기 위해 살짝 당기는 정도의 범위 내에서 맨
손으로 상체 스트레칭을 합니다.

퇴원 후에는 수술 이전의 몸 상태로 회복하는 것을 목표로 운동

하는 것이 중요합니다. 흉부 수술을 받았으므로 호흡근을 강화하고 어깨 움직임을 편하게 하기 위해 가벼운 아령을 머리 위까지 들어 올리거나 윗몸일으키기 같은 복근운동을 합니다. 또한, 숨이 찰 정도의 빠른 걷기나 가벼운 달리기를 하여 폐활량을 높이도록 합니다.

60. 수술 후 목소리가 쉬고 사례가 잘 들며 기침이 자주 나는데 어쩌지요?

목소리는 후두 가운데에 있는 한 쌍의 성대가 서로 맞닿아 진동을 일으켜서 냅니다. 그러나 폐암이나 식도암의 수술 이후, 후두 신경이 손상되면 성대가 제대로 움직이지 못해 쉰 목소리가 나오게 됩니다. 또한 성대는 음식물을 삼킬 때 기도를 닫아 보호하고 사레가 들리지 않도록 하는 역할도 맡고 있는데, 성대에 마비 증상이 있으면 기도를 제대로 막지 못하여 음식물이 기도로 들어가 발작적으로 기침을 하는 일이 잦아집니다. 그럴 경우엔 식사 시 고개를 들지 말고 턱을 아래로 당겨 조금씩 천천히 먹으면 사레들리는 증상이 어느 정도 개선됩니다. 식사 자세를 교정했는데도 사레들리는 일이 계속된다면 재활의학과를 찾아 진단 받고, 식사 변형 및 전기 자극 치료 등 적절한 교육과 재활치료를 받아야 합니다.

부인암

61. 부인암 수술을 받고 나니 다리에 감각이 없고 힘을 통 못 주 겠네요.

부인암 혹은 여성암이란 여성 생식기관에 발생하는 암을 두루 이르는 말입니다. 자궁경부암, 자궁내막암, 난소암, 외음부암, 질암, 난관암, 융모상피암 등이 이에 속합니다(유방암도 넓은 의미의 여성암이라 하겠습니다).

광범위한 전자궁절제술과 골반 림프절 절제술을 받으면 하지(下肢), 즉 다리로 가는 신경에 부담이 많이 가기 때문에 그런 증상이 생길 수 있습니다. 대부분은 2주 내에 호전되며, 시간이 지나면 점차 증상이 완화됩니다. 다리에 힘이 없다고 해서 거의 침상에 누워서 생활하면 다리 근육이 아주 약해지니 천천히 운동을 시작하십시오.

수술 후 초기에는 무리하게 움직이지 마십시오. 가볍게 걷고 제자리에서 앉았다 일어서는 동작을 반복하는 정도의 운동이 좋습니다. 다리에 힘이 없으면 균형을 잡기가 어려워서 걷는 등 이동하려 할 때 넘어질 수 있으니, 우선은 누운 자세에서의 다리 관절운동과 스트레칭, 선 자세에서의 균형운동을 하는 것이 좋습니다. 테이블이나 고정된 의자 따위를 잡고 한 발로 서기, 까치발로 서기, 양팔을 벌리고 한 발로 균형 잡기 등이 균형운동에 해당됩니다. 하지만 다리 감각이 없고 힘도 없어 이동하기가 불편한 상태가 계속된다면 담

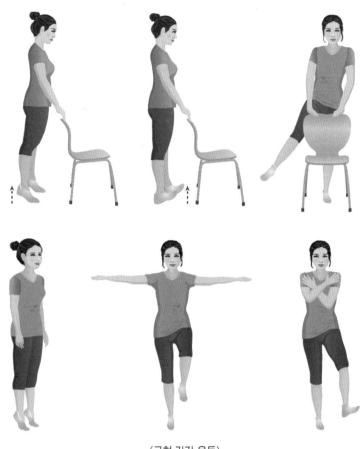

〈균형 감각 운동〉

당 의사와 상의하여 약물치료, 재활치료 등을 병행하는 게 좋습니다.

62. 수술 후 골반 주변과 허리에 통증이 생겼어요.

부인암은 종류에 따라 수술 부위가 다를 수 있지만, 대체로 자궁과 자궁방조직(자궁옆조직), 골반 림프절을 제거하는 경우가 많습니다. 이 때문에 수술 후 골반 주변과 허리에 통증이 오게 됩니다. 따라서 일상의 활동은 서서히 늘려야 합니다. 자궁 적출을 한 경우, 적어도 6주 정도는 무리한 운동을 하지 말아야 합니다. 특히, 10kg 이상의 무거운 물건을 들지 않는 등 골반에 너무 힘이 들어가는 상황을 피하십시오. 충분한 휴식을 취하면 통증은 점차 줄어들게 됩니다.

그렇다고 잘 움직이지 않고 침상 생활을 오래 하면 허리 근육이 더 약해져서 걷거나 앉아 있을 때 자세를 유지하기가 힘들고, 골반 주변도 약화돼 오래 서 있기가 어려워집니다. 따라서 수술 후 초기부터 통증을 유발하지 않는 범위 내에서 기본적인 운동을 하는 것이 좋습니다.

누운 자세에서 복식호흡운동을 하면 피로감을 완화할 수 있으며, 골반저근(骨盤底筋) 운동과 다리 · 발목의 스트레칭을 병행하면 허리와 다리 근육을 유지할 수 있습니다. 골반저근운동, 복식호흡운동, 걷기 등이 부인암 수술 후 재활운동에 포함됩니다. 이러한 운동은 가능하면 수술 다음날부터 하며, 기본 운동을 해보고 문제가 없다면 다음 단계로 진행합니다. 시간이 지니도 통증이 완화되지 않아 움직이기가 힘들 정도의 상태가 계속되면 반드시 담당 의사와 상의하십시오.

63. 수술 받은 뒤 다리와 하복부, 회음부가 붓는 것은 왜인가요?

부인암 수술 시, 서혜부(鼠蹊部, 배의 맨 아래쪽 부위)의 골반 림프절 제술을 받은 환자에게는 림프부종이 생길 수 있으며, 그럴 경우 다리나 하복부, 회음부가 붓게 됩니다(림프부종이란 림프 계통의 기능 이상 탓에 림프액의 순환이 제대로 되지 않아 붓는 증상입니다. 앞쪽 림프부종에 관한 문답들 참조).

수술 외에 림프부종의 위험 요소로는 항암화학치료, 방사선치료, 하지(下肢)의 외상, 과도한 운동이나 작업, 감염 등이 있습니다. 이중 항암치료와 방사선치료는 최근 연구에서 림프부종과 별 관련이 없다는 결과도 많이 나오는 만큼 너무 걱정할 필요는 없습니다. 한편, 체중이 많이 나가는 사람들에게 림프부종의 발생 가능성이 높다는 보고가 있습니다.

만성 림프부종은 완쾌하기가 쉽지 않으므로 예방이 매우 중요합니다. 수술 받은 다리에 주사나 침을 맞지 말고, 부항, 뜨거운 찜질, 얼음찜질도 피하며, 뜨거운 물에 다리를 담그지 마십시오. 계단을 많이 오르내리거나, 쪼그려 앉는 자세도 안 좋습니다. 벌레에 물리지 않도록 조심하십시오. 무좀이나 습진 같은 피부질환은 염증을 유발하여 림프부종을 초래할 수 있으므로 빨리 치료하는 게 좋습니다. 하지만 이런 일들이 한두 번 있었다고 해서 바로 림프부종이 생기는 것은 아닙니다.

64. 부인암 수술 후의 운동 방법들을 상세히 알고 싶습니다.

1) 골반저근운동(케겔운동)

골반저근운동이란 요도, 질 및 항문 주변에 위치하며 골반의 바닥을 형성하는 골반저 근육을 강화하는 운동으로, 수술 후 골반의 안정성을 제공하며, 기능과 근육도 단련해 줍니다. 1948년 이 운동을 고안해낸 미국 의사 아널드 케겔의 이름을 따서 흔히 '케겔운동'이라고 합니다. 운동은 가급적 수술 후 2~3일째부터 시작합니다.

—누워서 다리를 구부리거나 의자에 똑바로 앉아 편안한 자세를 취합니다.

—요도, 질 및 항문 주변의 골반저근을 소변을 멈추려는 듯이 조여줍니다.

—아랫배에 먼저 힘을 주는 게 아니라 항문 주위 근육이 죄는 느낌이 들도록 해야 합니다. 그러면 아랫배에서도 약간의 조임을 느낄 수 있습니다.

—부드럽고 자연스러운 호흡을 유지해야 합니다(호흡을 참으면 안 됩니다).

—근육을 조이고 다섯을 센 후(10초 동안 조임을 유지) 편안하게 이완하십시오.

—이것을 10회 반복합니다(이 열 번을 한 세트로 칩니다).

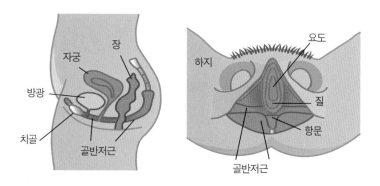

—매일 4~5 세트를 할 수 있을 때까지 꾸준히 합니다.

—자세를 바꾸며 점진적으로 단계를 올립니다(선 자세, 걸으면서 골반저근 운동하기).

—매일 4~5 세트를 할 수 있을 때까지 꾸준히 합니다.

2) 복식호흡운동

복식호흡운동은 수술 후의 통증을 줄이고 일시적으로 저하된 호흡 능력을 회복시키는 효과가 있습니다. 또한 심호흡을 통해 스트레스를 완화할 수 있습니다. 복강수술 후 약화된 횡격막을 강화하는 방법이기도 합니다.

—어깨와 상체를 최대한 이완합니다.

—코를 통해 천천히 숨을 들이마시면서 배를 볼록하게 합니다.

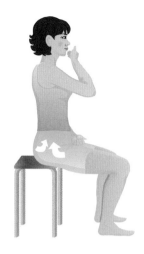

이 상태를 3~4초쯤 유지합니다.

　ー입을 통해 천천히 숨을 내쉬며 복부 근육을 조여줍니다.

　ー위의 과정을 5회 정도 반복합니다.

　ー이 같은 복식호흡을 매시간 실시합니다.

3) 걷기

　걷기는 어떤 수술 후에도 하면 좋은 운동 방법으로, 순환계통의 기능을 촉진하고 정맥 혈전을 방지해줍니다. 몸이 피곤해지지 않는 범위 내에서 시행합니다. 수술 후 초기에 걷기를 시도해보고 가능하면 빨리 시작하여 다음 단계의 운동을 준비하는 것이 좋습니다.

4) 근력 및 스트레칭 운동

수술 후에는 복부뿐만 아니라 온 몸의 근력이 전반적으로 약해지게 됩니다. 회복을 위한 운동의 일환으로 팔과 다리의 스트레칭과 근력운동을 하여 피로감을 줄이고 유연성을 유지시켜 주는 것도 필요합니다. 목, 어깨, 손목과 발목 등의 스트레칭을 통해 관절의 유연성을 유지시켜 줄 수 있습니다. 또한, 500ml 물병에 물을 담아 팔을 구부리는 운동, 누운 자세에서 다리를 들어 올렸다가 천천히 내려주기를 반복하는 운동 등을 통해 근력운동을 할 수 있습니다.

전립선암

65. 전립선암으로 남성호르몬 차단요법을 받고 있습니다. 무슨 운동이 필요한가요?

남성호르몬 차단요법을 받는 사람은 피로를 많이 느끼며, 전반적인 신체 기능이 저하되고 골다공증이 발생할 수 있습니다. 이런 문제들을 예방하기 위해 처음에는 몸에 무리가 가지 않는 한도 안에서 가볍게 걷기운동을 합니다. 가급적 하루 30분 이상에 주 5회를 꾸준히 하고, 컨디션을 봐가며 점차적으로 운동 시간을 늘려가십시오.

전립선암 수술 후 경험하는 후유증 중에는 요실금(尿失禁, 자신의 의지와 관계없이 소변이 나오는 증상)도 있습니다. 이를 개선하려면 방광 지지와 소변 조절 역할을 맡고 있는 골반저근을 강화하는 운동이 필요합니다. 골반저근운동(케겔운동)은 부작용 위험이 적으면서 요실금 치료 효과가 크기 때문에 수술 후의 운동으로 많이 권장되고 있습니다. 매일 꾸준하게 이 운동을 하면 골반저근의 기능이 좋아지면서 요실금 빈도가 점차 줄어듭니다.

66. 케겔운동은 어떻게, 얼마나 자주 하지요?

골반저근을 강화하는 케겔운동은 누운 자세, 앉은 자세, 선 자세 등 다양한 자세로 할 수 있지만, 처음 익힐 때에는 누운 자세로 하는 게 좋습니다. 항문을 조이듯 10초간 골반저근에 힘을 주었다가 천천히 이완시키는 동작을 10회에서 가능하면 20회 정도까지 반복하는 것이 효과적입니다 호흡은 멈추지 않도록 유념하십시오. 이 운동을 하기 어려운 경우에는 소변을 조금 누고 멈추는 동작을 반복하는 연습으로 대신할 수 있습니다.

케겔운동을 처음 시작하면 10~20회를 반복하기가 힘들 수 있습니다. 횟수를 채우는 일보다는 한 번을 하더라도 정확하게 하는 것이 중요합니다. 운동이 몸에 익기 시작하면 그때 차차 횟수를 늘려 20회까지 하고, 이를 하루 서너 차례 정도 꾸준히 실시하십시오.

67. 성기에 도뇨관을 삽입하고 있는 상태에서 골반저근운동을 해도 되나요?

성기에 소변 배출을 위한 카테터(catheter), 즉 도뇨관(導尿管)을 삽입해 놓은 경우에는 골반저근운동을 해서는 안 됩니다. 추후 카테터가 제거된 다음 앞에서 설명한 방법대로 실시하십시오.

68. 치료 후에 고환, 사타구니 주위가 부어 있습니다. 괜찮은 겁니까?

부은 상태가 심해지지 않도록 사우나, 찜질방 등의 고온에 너무 오래 머물지 말고, 옷을 입을 때는 꽉 조이는 것을 피하며(속옷 포함), 장시간 서 있거나 다리를 꼬고 앉지 마십시오. 장거리 여행은 피하는 게 좋습니다. 부은 상태를 수시로 체크하고, 부기(浮氣)가 갑자기 증가하면 의료진과 상담하십시오.

조혈모 이식

69. 조혈모세포 이식을 위해 입원 중이고 기력이 거의 없는 상태인데 운동을 해야 할까요?

조혈모세포(造血母細胞, 조혈줄기세포)는 혈액의 주요 구성 성분으로 분화할 수 있는 세포입니다. 이 세포의 이식은 백혈병, 악성 림프종, 다발성 골수종 같은 혈액종양 환자들을 치료하는 방법의 하나로, 환자의 조혈모세포를 제거한 다음 다른 사람(기증자)의 건강한 조혈모세포를 넣어 주는 것입니다. 악성이 아닌 혈액 질환 환자들에게도 필요하면 이식을 합니다.

조혈모세포 이식(흔히 '조혈모 이식'이라고 합니다)을 받게 된 환자들은 근육 약화, 심폐기능 저하 등 신체 기능의 전반적 감퇴를 보이는 경우가 많습니다. 이식을 위해 입원 중일지라도 보행이 가능한 상태라면 병실에서 짧은 거리를 걷거나 의자에서 앉았다 일어서기를 반복하는 운동을 하면 좋습니다. 보행이 불가능할 정도로 기력이 없는 경우에는 가벼운 모래주머니를 이용한 팔다리 들기, 침대에서 옆으로 구르기, 무릎을 구부린 상태에서 엉덩이 들기 같은 운동을 하면 도움이 됩니다. 이에 더해, 오랜 기간 누워 지냄으로써 생길 수 있는 폐기능 저하를 예방하기 위해 복식호흡을 하고, 입으로 공을 불어 올리는 폐활량 운동 기구도 이용하십시오.

수술에서 광범한 부위의 림프절을 제거했을 경우에는 한동안 팔을 들어 올리기가 힘들 수 있다. 대부분은 3개월 안에 많이 좋아지지만, 그 후에도 증상이 지속된다면 수술로 인하여 어깨 주위의 근육을 지배하는 부신경이 손상된 것은 아닌지 알아봐야 한다. 신경에 문제가 있는데도 수술 후의 일시적 증상으로 생각해 방치해 두게 되면 어깨 주위의 근육이 점차 약해져서 1년쯤 후에는 어깨충돌증후군이나 오십견(유착성 관절낭염) 같은 2차적인 문제가 생긴다. 이를 예방하기 위해서는 재활의학과의 진료를 받고 자신의 상태에 맞는 어깨운동을 해야 한다.

암 치료 후의 생활

70. 암이 나았다지만 재발과 2차암에 대한 두려움에 시달려서 뭔가 마음을 다스리는 방법이 필요합니다.

많은 암환자가 두려움과 불안, 우울 등 심리적인 어려움을 겪습니다. 어떤 환자들은 수술, 항암화학요법, 방사선요법 등을 모두 꿋꿋이 받아들이다가 적극적인 치료가 마무리되면 그때부터 불안해하거나 우울해합니다. 어려운 치료가 마무리되었다는 기쁨보다는 '이제부터는 혼자서 병을 관리해야 한다'는 생각에서 오는 부담감, 그리고 전이나 재발 혹은 2차암에 대한 막연한 두려움이 더 크기 때문입니다(2차암이란 원래 앓았던 암에서 전이된 것이 아닌, 다른 부위에 새롭게 발병하는 암을 말합니다. 암 생존자는 2차암 발생 위험이 일반인보다 상당히 높은 것으로 보고되고 있습니다).

하지만 이것은 그저 막연한 두려움일 뿐입니다. 일반적으로 전이나 재발, 2차암 발생의 가능성은 환자 누구에게나 해당되는 통계적인 가능성이지 결코 예정되어 있는 것이 아님을 자신에게 환기할 필요가 있습니다. 그래도 문득문득 불안해지게 마련이기는 합니다. 그럴 때는 혼자서 마음 졸이지 말고 가족 등 가까운 사람과 터놓고 이야기를 나누면(즉 불안감을 억누르지 말고 표출하면) 오히려 마음이 편안해질 수 있습니다.

재발 등에 대한 적당한 경계심은 신체의 이상 징후를 감지하는 데 오히려 도움이 됩니다. 그러나 두려움이 일상생활에 지장을 줄 정도라면 정신과 의사와 상담을 하는 것이 좋습니다.

71. 치료가 일단 끝났습니다. 앞으로 병원에 가는 것은 어떤 때인가요?

적극적 치료가 끝난 환자의 추후 관리는 수술을 한 의사와 항암치료를 담당했던 의사, 방사선치료를 했던 의사가 각기 진행하게 됩니다. 방문 주기와 기간은 암의 종류와 환자의 상태에 따라 조금씩 다릅니다. 일반적으로는 치료를 마치고 처음 3년간은 3개월에서 6개월의 주기로, 이후 2년간은(즉 치료 후 5년째까지는) 6개월에서 12개월의 주기로 혈액검사, 영상의학 검사, 내시경 검사 등 의사가 필요하다고 판단하는 검사를 하면서 암종별로 재발이 잘 되는 부위를 중심으로 정기검진을 합니다.

이와 별도로, 통증이나 피로 혹은 수면장애, 체중 변화 등이 심해서 일상생활에 어려움을 겪을 때, 재발이 의심되는 증상(기침 · 각혈 · 호흡곤란 같은 호흡기계 증상과 오심 · 구토 · 복통 같은 소화기계 증상, 배뇨곤란이나 혈뇨 · 혈변 · 질출혈 · 요통 · 골반통 등 비뇨기계 증상)이 지속될 때에는 담당 의사를 찾아 진료를 받아야 합니다.

72. 나이가 아직 젊은데, 치료 영향으로 폐경이 일찍 된 건지 생리가 돌아오지 않네요.

여성이 항암화학치료를 받고 나면 생리 주기가 불규칙해지거나 조기 폐경이 오기도 합니다. 30~40대 환자의 경우 많게는 약 90%에서 생리가 일단 끊길 수 있으나, 이 시기의 무월경을 폐경으로 정의할 수는 없으며 난소의 기능이 살아 있다면 조만간 다시 생리를 하게 됩니다. 특히 30대에서 40대 초반까지의 환자들은 대부분 생리가 재개됩니다.

폐경 여부를 확인하려면 혈중의 난포자극호르몬(소포성숙호르몬)과 에스트라디올(estradiol, 소포호르몬)의 농도를 측정해보면 됩니다. 난포자극호르몬 수치가 증가하고 에스트라디올 수치가 저하되어 있다면 폐경이 된 것입니다.

73. 암 치료를 받으면 골다공증이 오기 쉽다던데 맞습니까?

암환자는 수술이나 항암화학치료, 방사선치료, 여러 가지 약물

치료의 영향과 운동 부족, 영양 부족 탓에 골다공증이 올 위험성이 있습니다. 특히 위를 절제한 환자, 폐경 후 항호르몬제를 복용하는 유방암 환자, 역시 호르몬 치료를 받는 전립선암 환자, 갑상선암 수술 후 갑상선호르몬을 보충 받는 환자들이 그렇습니다.

골다공증을 예방하기 위해서는 하루 1,000mg의 칼슘을 섭취하고 정기적으로 골밀도검사도 받아야 합니다. 또한 칼슘의 흡수를 도와주는 비타민 D가 필요한데, 비타민 D는 햇볕을 받으면 피부 세포가 스스로 만들어냅니다. 비타민 D의 하루 필요량은 800mg 정도로, 가을 햇볕을 하루에 두 번, 도합 15분쯤 받으면 얻을 수 있는 양입니다.

이 외에 규칙적인 운동과 금연도 골다공증 예방에 도움이 됩니다. 한 가지 염두에 두어야 할 것은 골다공증이 진단되지 않은 상태에서 예방 목적으로 약을 복용하는 것은 바람직하지 않다는 사실입니다.

74. 치료가 이제 모두 끝났습니다. 지금부터는 어떤 식사를 해야 할까요?

대부분의 경우 치료가 끝나면 암으로 인한 증상과 암 치료로 인한 합병증들이 호전되기 시작합니다. 그러나 호전되는 속도는 환자마다 다를 수 있으며, 치료 합병증이 지속되거나 뒤늦게 합병증이 나타나는 경우도 있습니다. 특히 치료 직후에는 피로, 말초 신경병증, 입맛 변화, 연하곤란, 장운동 변화로 인해 설사나 변비 등의 증상들이 나아지지 않아 체중이 회복되지 않는 경우가 있습니다. 따라서 이 시기에는 건강할 때의 체중과 체력으로 회복할 때까지 충분하게 영양을 섭취할 필요가 있습니다.

치료가 끝나고 어느 정도 회복이 되었다면, 질병이 없는 상태로 건강히 살기 위해 만성 질환이나 이차암(재발이 아니라 새롭게 생기는 암)을 예방하기 위한 노력이 필요합니다. 이때는 적정한 체중과 좋은 식습관을 유지하는 것이 매우 중요합니다. 왜냐하면 체중과 식습관 문제는 다양한 만성 질환뿐 아니라 이차암의 원인이 되기도 하기 때문입니다. 따라서 체중이 많이 나가는 경우에는 체중을 줄이기 위한 식사를 하고 체중이 적게 나가는 경우에는 반대로 체중을 늘리는 식사를 해야 합니다. 특히 비만한 사람의 경우 암 치료 후 유방암, 전립선암, 신장암의 재발 위험이 높습니다. 고열량 음식이나 음료수 섭취를 줄이고, 채소, 과일, 통곡물의 섭취를 늘리며 본인에게 알맞은 운동을 병행해서 체중을 줄이도록 합니다.

75. 이차암을 예방하기 위해서는 어떻게 먹어야 하나요?

이차암 예방을 위한 식생활은 우선, 일차암 예방을 위한 식생활을 잘 지키는 것부터 실천하는 것이 좋습니다. 한 번 암에 걸린 사람은 한 번도 걸리지 않은 사람보다 다른 암에 걸릴 가능성이 높고, 나쁜 식습관을 가지고 있을 가능성도 높기 때문입니다.

특정 식품이나 영양소만으로 암을 예방할 수는 없습니다. 보건복지부가 국립암센터와 함께 제정한 '국민 암 예방수칙'에는 식습관과 직접적으로 관련된 항목으로 '채소와 과일을 충분하게 먹고, 다채로운 식단으로 균형 잡힌 식사하기'와 '음식을 짜지 않게 먹고, 탄 음식을 먹지 않기'가 있습니다. 모든 영양소가 적당량 포함된 균형 잡힌 식사로 좋은 영양 상태를 유지하면 암을 예방할 수 있다는 뜻입니다.

암 예방을 위한 식생활의 기준은 다음과 같습니다.

1) 채소와 과일을 충분히 섭취합니다.

2) 우유 및 유제품을 매일 먹습니다.

3) 지방 섭취를 줄이고 활동량을 늘려 표준 체중을 유지합니다.

4) 너무 짜거나 뜨거운 음식을 피합니다.

5) 불에 직접 탄 음식이나 훈제한 식품은 피합니다.

76. 채소와 과일은 어떤 도움이 되며 얼마나 어떻게 먹어야 하나요?

대부분의 채소와 과일은 에너지, 지방, 포화지방, 나트륨의 함량이 낮으며 우리 몸의 콜레스테롤도 낮춰줍니다. 채소와 과일을 많이 섭취하면 대장암, 위암, 직장암, 폐암, 인두암의 예방에 확실한 효과가 있으며, 유방암과 방광암, 췌장암, 후두암의 예방에도 관련이 있는 것으로 알려져 있습니다.

국제암연구소(IARC)에서 암 예방을 위해 권장하는 과일과 채소의 최소 섭취량은 하루 600g입니다. 이는 과일과 채소의 다양한 성분들이 골고루 우리 몸에 들어갔을 때 암 예방에 좋다는 여러 연구 결과들에 따른 것입니다. 그러나 암 예방에 특별히 좋은 과일이

채소와 과일의 섭취를 늘리는 방법

— 매끼 식사 때 김치 외에 채소 반찬을 두세 가지 이상 먹는다.
— 국은 되도록 채소 국으로 하며, 국물보다 건더기를 충분히 먹는다.
— 고기나 생선 반찬을 먹을 때마다 반드시 채소 반찬을 함께 먹는다.
— 고기는 양파, 버섯, 당근, 마늘 등 채소를 많이 넣어 조리한다.
— 장아찌나 조림보다는 나물이나 생채 형태로 조리한다.
— 손쉽게 간식으로 먹을 수 있도록 과일이나 채소를 항상 준비해둔다.
— 외식을 할 때도 채소 반찬이 많이 따라 나오는 음식을 먹도록 한다(예: 한정식, 쌈밥, 비빔밥, 회덮밥 등).
— 빵이나 햄버거, 피자, 스파게티 등을 먹을 때는 반드시 샐러드를 주문한다.

나 채소가 따로 있는 건 아니기 때문에 여러 채소와 과일을 두루 섭취해야 합니다. 채소와 과일에 들어 있는 비타민A, 항산화비타민(베타카로틴, 비타민C, 비타민E 등), 비타민B6, 엽산, 무기질, 섬유소, 그리고 피토케미컬(식물에 함유된 자연 화합물) 등이 암의 위험을 줄이는 것으로 알려져 있습니다.

77. 치료 후 일상적으로 해야 할 운동이 뭔지 알려주세요.

암 치료 후에는 적절한 운동을 꾸준히 하는 것이 좋습니다. 매일 30분 이상의 규칙적인 운동은 대장암, 유방암의 발병률과 재발률을 감소시키는 효과가 있다고 알려졌습니다. 유산소운동은 심폐기능을 향상시키고 심혈관계 질환을 예방·조절하는 효과가 있습니다. 근력운동은 골 손실을 지연시켜 호르몬 치료를 받는 유방암과 전립선암 생존자의 골다공증 발생 위험을 낮춰줍니다. 또한, 운동을 하면 기분이 좋아지고 체지방률이 감소하며 전반적으로 신체에 활력이 생겨 삶의 질을 향상시켜 줍니다.

암 생존자는 먼저 자신의 체력 수준을 파악한 다음 적절한 강도로 운동을 시작해야 합니다. 치료가 끝난 후의 체력은 혼자서 일상생활을 하기 어려운 경우와 보호자 도움 없이 독립적인 생활이 가능한 경우로 구분할 수 있습니다.

혼자서 일상생활을 하기 어려운 사람은 가볍게 걷기, 의자에 앉았다 일어서기, 맨손체조 등을 합니다. 스스로 일상을 꾸려 갈 수 있는 사람은 중등도 이상의 운동을 하루에 30분 이상, 주 5회 이상 하십시오. 걷기(시속 5km), 자전거 타기, 요가, 골프, 빨래 널기, 창문 닦기 따위가 중등도의 운동 및 활동에 속합니다. 다만, 지나치게 무거운 물건을 드는 일, 부딪치거나 다칠 위험이 있는 운동은 피해야 합니다. 특히 부종이나 관절 범위의 제한, 혹은 통증이 있는 상태에서 운동하면 그러한 증상이 더 나빠질 수 있으니 담당 의사와 상의하여 운동 교육을 받도록 하십시오.

78. 직장에 복귀하고 싶습니다. 어떤 준비가 필요할까요?

암 치료 후의 직장 복귀 가이드라인은 다음과 같습니다.

1) 직장 복귀와 관련해 도움이 필요하다고 느낄 때는 직업재활 전문가(재활의학 의료진, 사회복지사 등)와의 상담을 예약하십시오.

2) 고용주에게 연락하여 직장의 여건을 확인합니다.

3) 직장 동료를 만나 그간의 상황에 대해 대화를 나눕니다.

4) 직장 상사 및 직업재활전문가와 상담하여 복귀 계획을 짭니다. 이때 직장 동료가 옆에서 도와준다면 복귀의 실현 가능성이 더 커질 것입니다.

5) 몸이 예전 상태로 완전히 회복되지는 않았다 해도 일을 웬만큼은 할 수 있다면 일단 직장에 복귀하십시오. 다만, 암 치료 전보다 적은 시간을 근무하면서 업무 적응 가능성을 확인해 가기로 합

니다.

6) 직장 복귀 시의 업무 시간, 맡을 업무의 주요 내용, 전일제 근무가 가능해질 시기 등에 관해 구체적으로 일정을 계획합니다.

7) 그러나 실제로 전일제 근무가 가능한 시기, 즉 암 치료 이전 수준의 업무 능력을 되찾는 시기를 가늠하기는 쉽지 않다는 점을 감안하여, 격주로 직장 상사와 함께 복귀 계획을 재평가하고 이를 토대로 계획을 수정해 갑니다.

8) 당초 예상보다 업무 적응 기간이 길어질 때는 기존 계획을 하향 조정하여 실행합니다.

여성이 항암화학치료를 받고 나면 생리 주기가 불규칙해지거나 조기 폐경이 오기도 한다. 30~40대 환자의 경우 많게는 약 90%에서 생리가 일단 끊길 수 있으나, 이 시기의 무월경을 폐경으로 정의할 수는 없으며 난소의 기능이 살아 있다면 조만간 다시 생리를 하게 된다. 특히 30대에서 40대 초반까지의 환자들은 대부분 생리가 재개된다.

진행성 암과
말기암 환자의 삶

79. 암이 뼈로 전이가 되었습니다. 몸동작에 주의할 점이 많다던 데 어떤 것들입니까?

암의 뼈 전이는 두개골과 척추, 상완골(위팔뼈), 대퇴골(넙다리뼈), 늑골, 골반의 순으로 빈번하게 발생합니다. 뼈 전이가 되면 진행 정도에 따라 골내 압력 증가, 골막(骨膜, 뼈의 표면을 싸고 있는 결합조직) 팽창, 주위 조직의 압박, 골절 등에 의해 통증이 발생할 수 있습니다. 척추에 전이된 경우 약해진 뼈가 골절되면서 갈라진 뼛조각이 신경을 직접 압박하거나 암세포가 신경을 침범하여 마비 증상을 일으킬 수 있습니다.

뼈 전이가 있으면 운동을 할 때 골절을 유발하지 않도록 각별히 조심해야 합니다. 무거운 무게를 들어 올리는 근력운동, 척추를 과도하게 구부리거나 돌리는 스트레칭, 가슴이나 등을 두드리는

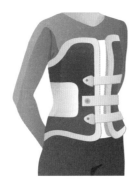
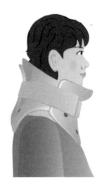

행동은 위험합니다. 부딪치거나 넘어질 위험이 있는 운동도 삼갑니다. 특히 척추뼈와 대퇴골은 체중이 많이 실리는 곳이므로 골절이 생기기 쉽습니다. 전이된 부위에 따라 경추(頸椎, 목뼈) 보조기나 흉요천추(胸腰薦椎, 등·허리·엉치뼈) 보조기, 목발, 지팡이, 팔걸이 등을 이용하여 문제의 뼈에 큰 부하가 걸리는 것을 예방하십시오.

　뼈 전이에 따른 수술이나 항암치료, 방사선치료 중이라면 관절의 가동 범위를 유지하기 위한 운동도 더불어 해야 하는데, 이 시기의 운동에 대해서는 전문가의 자세한 조언을 받으십시오. 관절가동 범위가 일정 수준에 이르면 낮은 무게를 이용한 근력운동을 반복 실시하는 것이 중요합니다. 하지(下肢, 다리) 마비가 발생한 경우, 마비되지 않은 상지(上脂, 팔) 부위의 근육을 강화하여 일상생활에서 이동이 가능하게끔 상지 근력운동을 지속해야 합니다. 또한, 마비된 하지 부위의 근육이 위축되거나 욕창이 생기지 않도록 주기적으로 체위(몸의 자세)를 바꿔 주어야 합니다.

80. 말기암이어서 치료를 계속 받고 있어도 운동을 해야 하나요?

말기암 환자들은 삶의 의욕과 자신감을 잃게 되고 무력감, 통증과 피로, 죽음에 대한 두려움 등으로 우울에 빠지기 쉽습니다. 이는 환자의 삶의 질을 저하시킬 뿐 아니라 가족에게도 심리적 부담을 줍니다. 따라서 자신의 생각과 감정을 솔직하게 표현하고, 스스로 할 수 있는 활동 등을 통해 자존감을 늘리고, 주위 사람들과 좋은 관계를 유지하면서 하루하루를 의미 있게 보내려고 노력하는 것이 좋습니다.

암환자는 휴식 상태에서도 일반인보다 대사량이 높아 에너지 소모량이 많습니다. 또한 수술이나 약물치료 등으로 인해 식욕이 떨어져서 체중이 줄어듭니다. 이러한 요인들은 환자의 삶의 질을 떨어뜨리게 마련입니다. 특히 장기간 치료를 하게 되면 암과 싸우기 위해 체내에서 만들어지는 면역물질 자체가 염증을 유발하며 지속적인 대사 활동을 일으킵니다. 그 과정에서 영양 불균형 상태가 생기고, 이는 근(筋)쇠약으로 이어집니다. 암환자의 10~20%는 체중 감소 및 근쇠약이 사망의 주요 원인이 되기도 합니다.

근쇠약을 막기 위해서라도 신체 상태에 알맞은 활동을 지속적으로 하는 것이 중요합니다. 환자들은 휴식을 하면 무력감이나 피로감의 해소에 좋으리라고 생각하는 경향이 있는데, 장기간의 휴식은 오히려 신체 기능 저하와 피로 증가, 식욕부진 및 스트레스의 원인이 됩니다.

신체활동은 각자의 상태에 따라 피로해지지 않는 범위 내에서 해야 합니다. 신체 기능에 별다른 제한이 없는 사람은 가벼운 산책 같은 나들이를 하면서 활동을 서서히 늘립니다. 신체 기능이 제한된 경우에는 자신에게 적합한 보조 도구(침대, 휠체어, 보조기, 관절운동 도구, 보행기)를 이용해 스스로 바른 자세를 잡거나 스트레칭, 체위 변경을 하는 것이 좋습니다. 혼자 움직이기가 불가능한 경우에는 보호자와 함께 합니다. 운동의 정도나 강도는 개인차가 있더라도 낮은 강도의 운동을 지속적으로 하는 일이 중요합니다.

81. 임상시험에 참여하라는 권유를 받았습니다. 해도 별 문제가 없을까요?

임상시험(clinical trial)이란 사람들을 대상으로 하여 새로 개발한 약제, 생물학적 제제, 치료법 혹은 의료 기기의 효능과 안전성을 평가하는 실험적 연구를 말합니다. 예컨대 새로운 항암제나 방사선치료법, 신개발 영양요법, 행동요법, 혹은 첨단 기기를 평가하기 위해 시행합니다.

새로운 약제나 치료법은 먼저 동물실험을 거치며, 거기서 효과가 입증되면 인간을 대상으로 한 임상시험에 들어갑니다. 새 항암제를 예로 들어 임상시험의 단계를 설명하면 다음과 같습니다.

—제1상 임상시험: 새 항암제의 최대 내약(耐藥) 용량(maximum tolerated dose, MTD)과 투여 일정을 확인하고 부작용을 파악합니다.

—제2상 임상시험: 제1상 임상시험의 수행 결과를 근거로, 새 항암제로 치료하고자 하는 적응증(適應症, 어떤 약제나 수술 따위에 의하여 치료 효과가 기대되는 병이나 증상)을 가진 암환자를 대상으로 효능을 평가하고 제1상에서 파악된 안전성에 관한 정보를 재확인하는 과정입니다.

—제3상 임상시험: 시판을 허가받기 위한 마지막 과정으로, 앞 단계에서 파악된 효능과 안전성에 관한 정보를 최종적으로 확인하기 위한 것입니다. 암환자들을 신약군과 표준항암제군(비교군)에 무작위로 배정한 뒤 유효 약물 용량, 치료 효능 및 안전성을 마지막으로 확인하는 비교 임상시험의 형태로 수행됩니다. 제3상 임상시험에서 항암제의 효능은 생존율의 향상이나 생존 기간의 연장 여부를 기준으로 합니다.

—이에 더해, 약제의 시판 후 부작용을 확인해 안정성을 제고하기 위한 임상시험을 제4상이라고 합니다.

임상시험은 매우 신중하게 설계되고 엄격한 감시를 받습니다. 환자의 안전을 위해 정부의 식품의약품안전처에서 모든 임상시험을 조정하고 감시합니다. 또한 해당 의사가 속해 있는 병원 임상시험심사위원회가 승인과 감독을 합니다. 각 연구마다 시험 대상자 즉 피험자의 선정 기준을 아주 상세히 기술하고, 임상시험 시작 전에 모든 피험자로부터 자신의 의사에 따른 참가동의서를 받아야 합니다. 그 동의서에는 연구의 목적과 받게 될 치료법, 일어날 가능성이 있는 부작용, 위험과 이익, 재정적인 비용 등이 밝혀져 있어야 합니다.

임상시험 참여는 새로운 치료를 먼저 받을 기회를 얻는 것으로, 시험을 주관하는 의사의 면밀한 관찰과 치료를 받게 됩니다. 그동안의 치료에서 별 효과를 보지 못한 환자라면 특히 생각해볼 만한 선택입니다. 다만, 표준 치료보다 더 효과적임이 입증되지 않은 단계이기 때문에 경우에 따라서는 예상치 못한 부작용이 생길 수 있습니다. 또한 각종 진단 검사가 번거로울 수 있고, 치료 기간이 길어지거나 비용이 증가할 수도 있습니다.

82. 호스피스 완화의료라는 것은 일반 치료와 많이 다른가요?

암을 조기에 발견하면 완치될 가능성이 높으나, 안타깝게도 많이 진행되면 완전히 낫기가 어려운 경우가 많습니다. 환자와 가족, 의료진 모두 치료를 위해 최선을 다하지만, 언젠가는 더 이상 어쩔 수 없는 상황에 이르기도 합니다. 이럴 경우, 설사 암에 대한 치료는 못하더라도 통증, 불면, 부종 등 환자를 힘들게 하는 증상에는 지속적으로 대응하는 의료가 필요합니다. 신체적 증상 외에도 환자와 가족은 불안과 우울 등의 심리적, 영적 문제로 고통을 받습니다. 경제적인 고통도 무시할 수 없습니다.

호스피스 완화의료(palliative care)는 말기 질환 환자와 그 가족이 맞닥뜨리는 여러 차원의 고통들을 덜어주고자 하는 의료 서비스입니다. 이를 위해 의사, 간호사, 사회복지사, 성직자 등 여러 전문가, 그리고 자원봉사자들이 힘을 합쳐 환자와 가족을 돕고 있습니다(호스피스〔hospice〕는 본디 종교단체나 사회단체에서 운영하는 여행자 숙박소 또는 빈민·행려병자 등을 위한 수용소를 뜻했으나, 요즘은 삶의 마지막 단계에 있는 환자들에게 완화의료를 제공하는 시설 및 그러한 의료 서비스 자체를 두루 가리킵니다).

현재 우리나라에서는 호스피스 완화의료를 전문적으로 하는 의료기관이 지정되어 있습니다. 이러한 서비스는 병원에 입원해서 받을 수도 있지만, 통원치료 혹은 가정 방문 방식으로 받을 수도 있습니다.

호스피스를 단순히 '임종 직전에 가는 곳', 또는 '별다른 치료를 하지 않는 곳'으로 오해하는 분들이 적지 않습니다. 그러나 호스피스에서는 다음과 같이 다양한 문제들에 대해 도움을 받을 수 있습니다.

—통증, 구토, 호흡곤란, 복수, 부종 등 신체적 증상
—불안, 우울, 수면 장애 등 정신적 증상
—경제적 어려움 등 사회적 문제
—죽음에 대한 두려움 등 영적 고통

호스피스에서 하지 않는 치료도 있습니다. 완화의료는 살아 있는 동안 삶의 질을 높이는 것을 중시하되, 죽음을 자연적인 과정으로 받아들이기 때문에 심폐소생술이나 안락사 등 억지로 생명을 연장하거나 단축하는 조처는 하지 않습니다.

암의 뼈 전이는 두개골과 척추, 상완골(위팔뼈), 대퇴골(넙다리뼈), 늑골, 골반의 순으로 빈번하게 발생한다. 뼈 전이가 되면 진행 정도에 따라 골내 압력 증가, 골막(뼈의 표면을 싸고 있는 결합조직) 팽창, 주위 조직의 압박, 골절 등에 의해 통증이 발생할 수 있다. 척추에 전이된 경우 약해진 뼈가 골절되면서 갈라진 뼛조각이 신경을 직접 압박하거나 암세포가 신경을 침범하여 마비 증상을 일으킬 수 있다.

심리적인 문제

83. 40대 남성입니다. 얼마 전에 내시경 검사를 했더니 위암 2기 진단이 나왔습니다. 하늘이 무너지는 것 같았습니다. 그런데 시간이 지나면서 '왜 하필 이런 병이 나에게 생겼나?' 하는 생각에 화가 나기 시작했습니다. 주변의 위로에도 짜증만 날 뿐입니다. 어떻게 하면 좋을까요?

암환자들은 흔히 누군가를 탓하고 싶은 마음이 듭니다. 특히 암이 스트레스 때문에 생겼다고 생각하는 경우엔 스트레스를 불러일으킨 상황이나 사람을 탓하는 경향이 있습니다. 흔히 '스트레스는 만병의 원인'이라고 합니다. 하지만 스트레스가 직접적인 발암인자라고 할 수는 없습니다. 현대인이 앓는 대부분의 질병은 그 원인이 복합적입니다. 암도 마찬가지여서 그 원인을 알기 어렵습니다. 스트레스가 암을 일으켰다기보다는 스트레스를 음주나 흡연 같은 발암 위험 행동으로 푸는 것이 문제였을지도 모릅니다. 그렇다고 해서 자신을 과도하게 책망할 필요는 없습니다. 그런 위험 행동조차 암이 생긴 이유 중에서 극히 일부일 뿐입니다. 다른 사람을 원망하거나 자신을 탓하는 것은 투병에 도움이 되지 않습니다.

스트레스가 암의 원인은 아닐지 몰라도, 이미 암이 있는 환자에게는 면역력을 약화시켜 악성세포의 성장에 영향을 줍니다. 일상생활에서 스트레스를 받지 않고 살 수는 없습니다. 스트레스를 피하는 것보다 더 중요한 일은 스트레스를 잘 관리하는 것입니다. 지금부터라도 건강에 해로운 생활습관을 과감히 버리고 건전한 스트레스 해소법을 익혀야 합니다.

먼저 생활의 우선순위를 다시 정하십시오. 회사 일과 가정 사이의 균형을 잡을 수 있는 기회입니다. 적당한 운동, 건강한 식생활, 좋은 대인관계, 건전한 신앙생활을 계속해 나가는 것이 중요합니다. 본인이 지금까지 살면서 힘든 일이 닥쳤을 때 어떻게 헤쳐 나왔는지를 생각해보십시오. 원망과 분노에 휩싸여 있기보다는 적극적인 투병 의지로 암과 마주 서서 싸워 나가야 할 때입니다.

84. 정신건강의학과에서 상담을 하면 신체 면역력까지 좋아져서 암을 이겨낼 수 있다는 이야기를 들었습니다. 암을 빨리 낫게 하기 위해서는 무슨 방법이든 다 쓰고 싶습니다. 누구나 정신건강의학과 진료를 받을 수 있나요?

정신건강의학과는 정신적인 문제나 질환이 있는 환자분들을 상담이나 약물로 치료하는 곳입니다. 암환자의 절반 가까이가 투병 중에 한 번쯤은 정신건강의학적인 문제를 갖게 되는데, 이럴 때에는 진료를 받는 것이 도움이 됩니다. 암환자라 해도 특별한 문제가 없다면 이런 치료를 받을 필요는 없습니다. 가벼운 심리적 문제들은 자신의 대처 방식으로 극복할 수 있습니다.

정신건강의학과의 상담이나 치료가 면역력을 직접적으로 높여주는 것은 아닙니다. 임상적으로 환자에게 불면이나 우울, 불안 등의 증상이 심하거나 오래 지속되면 그런 정신적 고통 때문에 정신 신경 면역학적 기전을 통해 면역력이 떨어질 수 있습니다. 따라서 치료에 의하여 정신적 증상이 호전되면 떨어졌던 면역력이 어느 정도 회복될 수 있습니다. 정신건강의학과의 진료를 받는 것이 좋을지를 먼저 주치의와 의논해보십시오.

85. 유방암으로 수술, 항암치료와 방사선치료를 다 마친 상태입니다. 막상 치료가 끝나니 자꾸 눈물이 나고 울적합니다. 남편과 아이들 모두 저를 잘 이해하고 도와주지만, 저는 아무 의욕이 없습니다. 어떻게 해야 이 슬럼프를 이겨낼 수 있지요?

유방암 진단 후에 수술과 항암화학요법을 받고 방사선치료까지 마쳤다는 것은 일단 초기 치료가 일단락되었음을 의미합니다. 우울증은 보통 암 진단을 받은 직후나 치료를 받고 있는 중에 많이 생기지만, 처음에는 멀쩡하다가 한참 후에 우울증이 나타나는 경우도 흔합니다. 처음에는 새로운 상황에 적응하느라 우울할 겨를도 없다가, 어느 정도 시간이 지나면서 비로소 자신의 상황을 되돌아보고 좌절감, 절망감, 고립감, 고독감, 허무감 등의 감정을 느끼는 것입니다. 일차적인 치료가 종결되면 이제부터 혼자서 관리해야 한다는 부담감과 재발·전이에 대한 막연한 두려움도 느끼게 됩니다.

암환자들의 우울한 감정은 극히 자연스러운 반응입니다. 정신적으로 약해서 우울한 것이라고 생각할 필요가 없습니다. 아무리 강인한 사람이라도 투병 중에 한 번쯤은 우울한 시기가 올 수 있습니다. 우울증을 극복하기 위해서는 가족들이나 친척, 친구 등 주변 사람들과 자주 대화를 하는 게 중요합니다. 우울해지면 대인관계가 위축되어서 사람들을 만나기 싫고 전화도 받기 싫어집니다. "내 마음은 아무도 이해하지 못할 거야. 말해봤자 남에게 폐만 끼치는 거야"라고 생각하지 않아야 합니다. 마음을 터놓을 수 있는 사람들에게 자신의 심정을 말하고 그들의 도움을 받으십시오. 가벼운 우울감은 '마음의 감기' 같아서 오래 지나지 않아 사라지고 다시 자신의 원래 모습을 찾을 수 있을 터입니다. 암 투병은 장기전이므로 중간에 슬럼프가 올 수 있습니다. 가능한 모든 도움을 이용해서 이 기간을 빨리 벗어나는 것이 최선입니다.

우울한 기분이나 의욕 상실 같은 증상이 한 달 이상 가거나 정도가 심하면 주치의에게 말해 정신건강의학과 상담을 받거나 항우울제를 처방받는 것이 좋습니다. 우울증은 조기에 발견해서 적절하게 치료 받으면 잘 낫습니다. 전문가의 도움을 받으면 힘든 시기를 수월하게 극복할 수 있습니다.

86. 유방암 수술을 받고 지금은 타목시펜을 먹고 있는 30대 말 주부입니다. 처음에는 순간적으로 얼굴이 확 달아오르고 식은땀이 나서 잠도 잘 못 자고 몹시 불편했습니다. 이제 조금 견딜 만하지만 불면증은 별로 나아지지 않습니다. 게다가 감정조절이 어렵습니다. 다른 환자분들 말로는 타목시펜 때문에 우울증이 생긴 것이라고 하는데, 우울증 약을 꼭 먹어야 하나요?

타목시펜(tamoxifen)은 에스트로겐(소포호르몬) 수용체 양성인 환자에게 수용체 조절작용을 하는 약입니다. 유방암의 재발을 막기 위해 꼭 필요한 약이지만 여성호르몬에 작용하기 때문에 다양한 부작용이 있습니다. 특별한 이유 없이 감정 조절이 힘들고 감정의 기복이 심해지는 경우가 드물지 않습니다. 이것은 산후 우울증이나 갱년기 우울증에서도 마찬가지입니다. 에스트로겐이 기분 조절에 작용하는 물질이므로 타목시펜이 우울증을 유발할 수 있습니다.

우울하거나 짜증스러운 기분, 의욕 상실과 무기력이 오래 계속되거나 너무 심하면 항우울제를 같이 드시는 것이 좋습니다. 그런데 항우울제 중에는 타목시펜의 유방암 재발 방지 효과를 떨어뜨리는 것이 있으니 주의하십시오. 주치의나 정신건강의학과 의사와 상담해서 약물 상호작용이 없는 항우울제를 선택해야 합니다. 항우울 효과가 바로 나지는 않고 2~3주가 지나면서 나타납니다. 항우울제의 복용 기간은 보통 몇 주에서 몇 개월이며, 우울 증상이 충분히 호전되고 나서도 일정 기간 유지하다가 서서히 끊는 것이 좋습니다.

87. 60대인 남편이 3년 전에 폐암 진단을 받고 수술과 방사선치료, 다섯 번의 항암화학요법을 받았습니다. 그런데도 종양의 크기가 줄지 않고 몸 상태도 점점 악화되어 두 달 전 항암치료를 중단했습니다. 남편은 "이제 치료를 견뎌낼 힘도 없고 희망도 사라졌다. 차라리 지금 죽어버리고 싶다" 라는 말을 자주 합니다. 혹시 자살하려는 것은 아닐까 걱정이 됩니다.

암환자가 차라리 죽었으면 좋겠다거나 빨리 죽게 해달라고 말한다 해서 반드시 자살 가능성이 있는 것은 아닙니다. 그 같은 말에는 죽고 싶을 만큼 괴롭고 힘들다는 호소가 담겨 있습니다. 또, 회복이 불가능하더라도 자신의 삶을 스스로 통제하고 싶다는 의미를 내포하고 있습니다. 하지만 환자가 이런 말을 할 때 그것이 우울증의 한 증상일 수도 있음에 유념해야 합니다. 비록 말기 암환자라 해도 우울증이 있다면 적극적으로 치료하는 것이 환자의 삶의 질을 위해서 좋습니다. 자살의 위험성이 의심될 때에는 우선 환자의 신체적 안전을 확보하고, 정신적인 심층평가를 통해 자살 기도의 위험도를 평가해야 합니다. 필요에 따라서는 정신건강의학과에서 입원 치료를 하도록 합니다.

질병이 회복될 가망이 없는 환자라 하더라도 자신의 신체적, 정서적, 영적 요구가 충족되는 한 자살을 원하지는 않습니다. 비록 더 이상의 항암치료가 무의미하다고 판단되어 적극적인 치료를 중단했더라도 병원에서 환자를 포기하는 것은 아닙니다. 말기암 환자의 경우 호스피스를 통해 사망할 때까지 지속적으로 도움을 받을 수 있습니다.

88. 암 진단을 받은 후 불안해서 잠을 잘 자지 못한다고 했더니 주치의가 정신건강의학과 상담을 받아보라고 했습니다. 거기 가면 무조건 신경안정제를 먹어야 하나요? 일단 먹기 시작하면 중독이 될까봐 걱정스럽습니다. 치료비가 비싸지는 않은가요?

우리나라에서는 정신건강의학과에 대한 뿌리 깊은 편견이 있습니다. 정신이 이상한 사람만 가는 곳이라거나 그곳의 약을 한 번 먹으면 끊지 못한다는 등의 통념들입니다. 진료 기록이 남으면 취직이 안 되거나 보험에 못 든다는 말도 합니다. 일반인뿐 아니라 의료인 중에서도 아직 이런 생각을 가진 분들이 있습니다. 안타까운 것은 정신건강의학과의 도움이 꼭 필요한데도 이 같은 편견 탓에 적절한 서비스를 받지 못하는 환자가 많다는 점입니다. 선진국에서는 정신건강의학과 진료를 포함한 심리사회적 서비스가 암 의료에서 필수적인 요소로 되어가고 있습니다. 암환자의 정신적 스트레스를 선별해서 조기에 관리하면 삶의 질뿐만 아니라 생존율도 높아진다는 사실이 밝혀지고 있습니다.

가벼운 불면, 우울, 불안 등의 증상은 약 없이 상담만으로도 큰 도움을 받을 수 있습니다. 수면제, 항우울제, 항불안제 등 정신약물요법이 필요한 경우라 해도 증상 조절을 위한 것이므로 대부분 단기간에 끊을 수 있습니다. 암과 관련된 대부분의 정신과적 문제들은 중증 환자 산정특례의 혜택을 받아서 정신건강의학과의 치료비도 감면되므로 5%에서 10%만 지불하면 됩니다.

그래도 걱정이 된다면 우선 주치의에게 항불안제나 수면제를 처방해 달라고 하십시오. 가벼운 증상은 간단한 약물치료로도 호전될 수 있습니다. 하지만 한 달 이상 증상이 지속되면 정신건강의학과 진료를 받으시기를 권합니다.

89. 3년 전에 대장암 진단을 받고 대장절제술과 항암화학요법 등 힘겨운 치료를 마쳤습니다. 수술하신 선생님은 치료도 잘 되었고 재발의 낌새도 없다고 합니다. 하지만 재발을 하면 암 치료를 또 받아야 하는지, 아니면 아예 수술도 못 받고 죽어야 하는 건지 걱정이 태산입니다. 언제나 이런 불안에서 벗어날 수 있을까요?

재발 불안은 죽음에 대한 공포와 함께 암환자에게서 가장 흔히 나타나는 불안 증상 중의 하나입니다. 국소적인 암을 수술이나 방사선치료 등 근치적인 치료를 통해 완전히 없앴다 하더라도 자신의 몸 속 어딘가에 암세포가 남아 있을지 모른다는 걱정은 항상 잠재해 있습니다. 어디가 조금만 아파도, 속이 불편하거나 설사만 해도 혹시 암이 재발되거나 전이된 것이 아닐까 두려움에 떨며 살얼음판 위를 걷는 마음으로 하루하루를 살아갑니다.

암의 재발 여부는 본인이 어떻게 하는가에 달려 있다기보다는 상당 부분 운에 좌우된다고 할 수 있습니다. 재발을 막기 위해 환자 본인이 할 수 있는 일은 건강한 생활 태도로 충실하게 일상생활을 영위해 나가는 것입니다. 만약 재발이 돼도 국소재발인 경우에는 다시 수술하면 완치가 가능하며, 그렇지 않더라도 최선을 다해 치료를 받으면서 자신의 수명을 다 사시는 환자들도 많습니다. 환우회 활동을 통해 비슷한 경험과 불안을 가진 다른 사람들과 대화를 하는 것이 불안의 완화에 도움이 될 수 있습니다. 불안이 오래 지속되고 시도 때도 없이 불쑥불쑥 떠올라서 일상생활이나 수면에 지장이 있을 정도라면 항불안제를 처방 받아 복용하거나 정신건강 전문의와 상담해보는 것이 좋습니다.

90. 유방암 환자입니다. 암 자체에 대해서는 큰 걱정 없이 잘 적응하고 있습니다. 그런데 병에 걸린 이후 사람이 많은 곳이나 꽉 막힌 곳에 가면 숨이 막히고 식은땀이 납니다. 지하철을 타기도 힘들고, 식당에 갈 때도 사람이 붐비는 곳은 싫습니다. 날이 아무리 차도 창문을 다 열어놓아야 속이 후련합니다. CT나 MRI 정기 검사를 받을 때도 좁은 공간에서 하기 때문에 몹시 불편합니다. 어떡하지요?

불안한 마음은 여러 가지 신체 증상으로 나타날 수 있습니다. 머리가 아프거나 심장이 빨리 뛰어 두근거리고, 숨 쉬기가 힘들고, 가슴이 답답한 증상 등입니다. 불안이 폐쇄공포로 나타날 때에는 막혀 있는 곳, 금방 빠져나가기 어려운 곳에 있는 것을 두려워하고 피하려 듭니다. 드물지만 공황장애로 발전하기도 합니다. 일반적으로 암 발병 이전에도 불안 경향이 있었던 환자들이 발병 이후에 심한 불안을 겪기 쉽습니다. 하지만 이런 증상들이 발병 이후에 새로 생겼다면 암과 관련된 불안장애라고 할 수 있습니다. 세포독성 화학요법(표적치료와 달리 암세포든 정상 세포든 빨리 자라는 모든 세포를 공격하는 항암제를 씁니다)이나 보조적 호르몬치료를 받는 경우에 에스트로겐 결핍에 의한 조기 폐경이 올 수 있는데, 그 부작용으로 흔히 열감이나 불안, 우울 같은 증상이 생깁니다. 불안장애가 있을 때는 우선 사소한 것에 대하여 과도한 공포 반응을 보이는 자신의 심리 패턴을 고쳐 나가십시오. 마음 한구석에 도사리고 있는 암에 대한 불안을 극복하기 위해 주위 사람들과 대화를 많이 하고 심리 상담도 받는 것이 좋습니다. 불안 증상이 생기려는 순간에 스스로 긴장을 이완시키고 호흡을 조절하는 방법을 익혀 두십시오. 불안 증상이 나타날 때마다 속효성 항불안제를 복용하는 것도 도움이 됩니다.

91. 위암 수술을 받고 지난달부터 항암치료 중인 환자입니다. 항암제 부작용이 생각보다 적어서 수월한 편이지만 주사를 처음 맞은 날부터

잠이 오지 않고, 겨우 잠들어도 중간에 자꾸 깹니다. 수면제를 처방 받아서 몇 번 먹어봤는데, 잠이 들기는 하지만 다음날 아침에 머리가 너무 아픕니다. 불면증이 계속되면 면역력이 떨어져서 암 치료에도 좋지 않다지요?

수면은 낮 동안에 쌓인 몸과 마음의 피로를 해소하고 기능을 회복시켜 줍니다. 불면증의 양상도 다양해서, 잠이 들기 어려운 경우도 있고, 자다가 중간에 자주 깨거나 새벽에 일찍 깨서 다시 잠들지 못하는 경우도 있습니다. 암환자들은 여러 가지 이유로 불면증을 겪는 수가 많습니다. 통증이나 호흡곤란, 기침, 구역질, 가려움 따위의 신체적 증상 때문에 수면을 방해받기도 하고, 항암제나 스테로이드, 진통제 등 각종 약물의 영향으로 수면장애가 생기기도 합니다. 심리적인 스트레스와 불안, 우울 등의 정신적 요인도 관련이 있습니다. 불면증의 원인을 파악해서 그것을 교정해 주는 것이 필요합니다.

항암치료 중에 일시적으로 잠을 못 잔다면 수면제를 처방 받아서 복용해도 괜찮습니다. 수면제는 그 자체로는 인체에 해롭지 않고 항암제의 효과를 떨어뜨리지도 않습니다. 하지만 수면제를 4주 이상 장기간 복용하면 심리적인 의존성이 생길 수 있습니다. 만성 불면증인 경우에는 우울증이 바닥에 깔려 있는 경우가 많아서, 수면제보다 항우울제를 복용하는 편이 더 나을 수도 있습니다.

약보다는 먼저 건강한 수면 습관을 유지하는 일이 중요합니다.

취침 시간 외에는 잠자리에 눕지 말고 낮 시간대에 규칙적으로 운동을 하면 좋습니다. 피로가 심할 때 잠깐 낮잠을 자는 것은 활력을 되찾는 데 도움이 되지만, 밤잠을 방해할 정도로 지나친 낮잠은 피하십시오. 복식호흡과 이완요법도 수면 유도에 일조합니다. 또한, 인지행동치료 프로그램이 불면증 치료에 효과가 좋습니다. 불면증은 건강한 사람들에게도 흔히 나타나는 증상이지만, 장기간 지속되면 삶의 질을 떨어뜨리고 면역 기능도 약화시킬 수 있으므로 치료가 꼭 필요합니다.

92. 간 이식 수술을 받은 아버지가 수술 이틀 뒤부터 횡설수설하시면서 사람도 잘 알아보지 못합니다. 밤새 헛것이 보이는지 헛손질을 하시다가 낮에는 계속 주무시고, 다시 밤이 되면 증상이 악화됩니다. 간호사에게 '도둑'이라 하고, 벽에 걸린 옷을 보고 '귀신'이라며 소리 지르시는 모습을 보고 깜짝 놀랐습니다. 주치의 선생님은 "치매는 아니고 일시적인 섬망"이라고 하더군요. 섬망이 무엇이고, 간병은 어떻게 합니까?

섬망(譫妄)이란 갑작스레 발생하는 정신적 혼란 상태로 암환자에게 흔히 나타납니다. 대개 몇 시간 혹은 며칠 사이에 갑자기 시작되며, 하루 중에도 정신이 맑아졌다 흐려졌다 변동이 심합니다. 섬망 상태에서는 횡설수설하거나 상황에 안 맞는 엉뚱한 얘기를 하곤 합니다. 금방 들은 내용을 잘 기억하지 못하고, 지금이 언제인지, 있는 곳이 어디인지 모르기도 합니다. 낮에는 자고, 밤에는 초조

불안하여 쉽게 잠들지 못해 밤낮이 바뀌는 수가 많습니다. 충동적으로 주삿바늘 또는 배액관을 뽑거나, 갑자기 침대에서 내려오다 다치는 경우도 있습니다. 벌레가 기어 다닌다, 쥐나 뱀이 지나갔다는 등 환시를 경험하거나, 사람들이 짜고서 나를 죽이려 한다, 음식에 독이 있다는 등 망상을 이야기하기도 합니다. 멍한 모습으로 말이나 행동이 없다가도 어느 순간 갑자기 혼란스럽고 공격적인 행동을 보이는 상태로 급변할 수도 있습니다. 섬망은 갑자기 나타나서 빨리 진행되고, 의식이 맑았다 흐렸다 한다는 점에서 서서히 진행하는 치매와는 다릅니다.

가벼운 섬망은 증상을 관찰하며 경과를 지켜보면 차차 좋아집니다. 하지만 섬망이 심하면 환자 자신에게 위험할 수도 있기 때문에 증상을 조절하는 약물을 투여해야 합니다. 간병을 할 때는 방을 너무 어둡게 하지 말고 가능한 한 환자에게 익숙한 환경을 만들어 주는 게 좋습니다. 환자의 안전을 위해서 혼자 두지 말고 위험한 물건은 치워둬야 합니다.

93. 작년에 유방암 수술을 했습니다. 당시 주치의는 유방보존술을 택해도 된다고 했지만 제가 방사선치료까지 하기가 싫어서 유방절제술을 받았습니다. 유방재건술은 몇 년 뒤에 재발이 없으면 받으려고 합니다. 그런데 수술 후에 제가 다른 사람의 시선에 예민해진 것 같습니다. 평상시에 사우나 가기를 좋아했지만 수술 후엔 갈 자신이 없습니다. 뿐만 아니라 저의 벗은 모습을 스스로 보기가 힘듭니다. 남편은 괜찮다고 하지만,

예전처럼 성생활을 즐길 수가 없습니다. 앞으로 어떻게 살아야 하나요?

수술은 종양을 외과적으로 제거하는 것으로서 암 치료의 기본입니다. 하지만 암 수술은 필연적으로 심리적 후유증을 남기게 됩니다. 유방은 생존에 꼭 필요한 장기라고는 할 수 없지만 여성성, 아름다움, 성적인 매력, 모성의 상징입니다. 유방을 잃는다는 것은 단순한 수치심이나 상실감의 차원을 넘어 신체 이미지와 성적 정체성의 문제를 불러옵니다. 유방절제술을 받은 환자들 중 일부는 실제 이상으로 자신의 신체가 보기 흉하다고 생각합니다. 따라서 자존감이 낮아지고 대인관계를 회피하는 경향이 있습니다. 성생활에 대해 흥미를 잃거나 성적 접촉을 회피하는 경우도 흔합니다. 유방절제술 외에 자궁절제술이나 전립선절제술 등도 성적인 문제를 많이 초래합니다.

유방보존술이나 유방재건술을 받는다고 해서 유방암 환자의 심리적·성적 후유증이 꼭 덜한 것은 아닙니다. 결국은 환자가 상황을 어떻게 받아들이느냐에 달려 있습니다. 상실된 유방에 대한 애도 기간이 끝나면 차차 자신의 새로운 신체에 적응하게 됩니다. 남편들도 어떻게 환자를 지지해야 될지 몰라서 힘들고, 스스로의 욕구불만 때문에 괴롭습니다. 남편과의 대화를 통해 서로 걱정과 느낌을 나누고 이해하는 시간을 갖는 것이 좋습니다. 남편의 마음이 이러저러하리라고 혼자서 추측하다 보면 오히려 서로 간에 오해가 생길 수 있습니다. 지금의 고민을 남편에게 직접 이야기하십시오.

대화가 불편하다면 편지나 문자를 통해 생각을 주고받는 방법도 좋습니다. 현재의 어려움은 부부관계를 더욱 친밀하고 공고하게 하는 기회가 될 수 있습니다.

신체 이미지의 장애, 성적 회피, 우울증 등이 심한 경우에는 전문가와의 상담이 필요합니다. 가능하다면 남편과 함께 가서 상담하는 편이 효과적입니다. 미용상의 문제는 유방재건술로써 어느 정도 해결할 수 있습니다. 하지만 여성으로서의 매력에서 외모는 그저 한 부분일 뿐이라는 점을 되새기면서 암 투병을 여성으로서 더욱 성숙할 계기로 삼는 마음가짐이 필요합니다.

94. 작년에 직장암 수술을 받고 장루로 배설을 하게 되었습니다. 수술 전에 다니던 직장에 복귀했는데, 동료들에게 창피해서 아직 장루 얘기를 못했습니다. 화장실 갈 때마다 신경이 쓰이고, 혹시 대변이 흘러내리지 않았을까, 냄새가 나지 않을까 늘 걱정이 됩니다. 다른 사람들은 잘 적응한다는데 저는 왜 이렇게 힘들까요?

항문 괄약근(括約筋, 조임근)은 배설을 조질하는 근육입니다. 정신분석학의 이론에서는 걸음마기를 항문기라고 합니다. 이 시절에는 대변 가리기를 놓고 어머니와 힘겨루기가 벌어지는데, 괄약근 조절이 이후 모든 대인관계의 조절에 기본이 된다고 합니다. 이를 뒤집어서 말하면, 배설 조절 기능을 상실한 장루(腸瘻, 인공항문) 환자는 자신이나 다른 사람에 대해 전혀 통제력을 갖지 못한다는 자괴감을 갖게 될 수 있습니다. 장루를 지니게 된다는 것은 대부분의 환자에게 몹시 충격적인 일입니다. 환자들은 장루에 대해서 생각하는 것만으로도 불안, 혐오감, 분노, 당혹감, 수치심 등의 감정을 느끼기 쉽습니다. 장루가 바깥에서 보이진 않을까, 장루에서 냄새가 나거나 가스 소리가 나거나 변이 흘러나오지는 않을까 걱정하고, 어떤 옷을 입어야 할지 혼란스러워합니다. 성생활이나 대인관계에서 위축되는 경우도 많습니다. 이는 우울이나 만성불안, 소외감으로 발전하기도 합니다.

수술 전후에 장루 관리에 대해 전문 간호사로부터 교육을 철저히 받는 게 좋습니다. 장루 관리는 남에게 미루지 말고 스스로 해야 합니다. 직장 동료 중 한두 명에게는 말을 해두십시오. 혹시 급박하고 난처한 상황이 생겼을 때 도움을 받기 위해서입니다. 장루 환자 환우회를 통해서 경험담을 듣고 정보와 심리적 도움을 얻을 수 있습니다. 불안이나 우울이 계속 심하면 주치의와 상담하십시오.

95. 유방암으로 수술과 항암치료를 받았습니다. 얼마 전부터 멍한 느낌이 들고 자주 깜박깜박해서 물건도 잃어버리고 할 일도 잘 잊어버립니다. TV 드라마를 봐도 바로 앞의 스토리가 생각나지 않습니다. 항암치료 때문에 치매 증세가 온 걸까요? 아니면 전신마취를 받아서 머리가 나빠졌나요? 지난번의 머리 MRI 검사에서는 아무 이상도 안 보였다는데, 그 후에 머리로 암이 전이된 것은 아닐까 걱정도 됩니다.

암 치료를 받는 중에 기억력이나 집중력이 떨어졌다고 하는 환자 분들이 많습니다. 이런 인지기능 장애는 항암치료만이 아니라 호르몬치료, 방사선치료를 받는 암환자에서도 나타나는데, 특히 항암제 관련 인지기능 장애는 '항암뇌(chemo-brain)'라고 불릴 정도로 흔하게 호소하는 증상입니다. 뇌 영상검사를 해도 이상소견이 없습니다. 전신마취나 수술과도 관련이 없습니다. 신경심리검사를 해보면 객관적인 소견이 뚜렷하지 않은 경우가 많습니다. 환자가 호소하는 인지기능 장애가 실제의 신경학적 장애가 아니라 우울이나 불안 등 정신적 증상에 의한 것이어서 그럴 수도 있습니다. 물론 기존의 신경심리검사가 감지하지 못하는 미세한 기능장애가 실제로 존재할 가능성도 있습니다.

인지기능 장애를 예방하거나 개선하는 방법에는 약물요법과 인지재활요법 등이 있습니다. 치매가 아니므로 대체로 시간이 가면 차차 호전되지만, 일상생활에 지장을 덜 받으려면 기억에만 의존하지 말고 메모를 충실히 하는 등 현실적 대응 방안을 강구하는 것이 필요합니다. 문제가 지속되면 신경심리학적 검사를 통해서 인지기능 장애가 어느 정도인지를 평가하고 그에 따라 대책을 세워야 합니다.

96. 동생이 백혈병으로 일주일 전에 조혈모세포 이식을 받았습니다. 아직 무균실에서 지내는데 많이 답답하다고 합니다. 밤에 잠을 자지 못하고 몹시 초조해합니다. 저도 무균실에서 함께 지내면서 간병을 하는데

신경이 예민해지는 것 같습니다. 동생을 어떻게 도우면 좋겠습니까?

조혈모세포 이식은 백혈병, 재생불량성 빈혈, 림프종, 다발성 골수종, 골수형성이상 증후군 등에서 시행되는 치료입니다. 이식 전 처치로 고용량 항암요법과 전신 방사선치료를 시행하여 암세포를 모두 제거하고 골수를 완전히 비운 후에 자신이나 공여자의 조혈모세포를 이식합니다. 질병의 완치를 기대할 수 있지만, 이식편대숙주병(移植片對宿主病, graft-versus-host disease, GVHD)이나 패혈증 같은 부작용이 생길 수 있고, 실패하면 사망할 수 있는 위험한 치료이기도 합니다. 이식편대숙주병이란 수혈, 이식 등으로 몸에 들어온 면역세포(백혈구)가 면역 기능이 저하된 숙주, 즉 수혈 받은 사람의 신체를 공격하여 발열, 발진, 간 기능 이상, 설사, 범혈구감소증 따위의 증상을 일으키는 것입니다.

병을 치료할 마지막 기회로 조혈모세포 이식을 선택한 환자들의 초조와 불안은 극심할 수밖에 없습니다. 무균실에 오래 격리되어 있으면서 골수가 회복되기를 초조하게 기다리다 보면 불안과 우울이 심해질 수 있습니다. 이식 후 상당 기간 외상후 스트레스 장애 증상이 지속되는 수도 있습니다. 따라서 이식 전 종합평가에 정신건강의학적 평가를 포함시키는 것이 바람직합니다. 무균실에서 환자를 간호하는 가족들도 스트레스를 많이 받아 탈진할 수 있으므로 정신적인 도움이 필요합니다.

97. 초등학교에 다니던 딸이 뇌종양에 걸려 수술과 양성자 치료를 받았습니다. 2년에 걸친 치료가 다 끝나서 학교로 복귀하게 되었습니다. 하지만 학교생활을 잘 해나갈 수 있을지 걱정입니다. 아이의 오빠는 제가 거의 신경을 쓰지 못했는데도 1등만 해서 고맙고 미안합니다. 이제 아이들에게 어떻게 해주어야 할까요?

어린 암환자들이 오랜 기간 투병 생활을 하면 정상적인 발달이 저해되기 쉽습니다. 치료 부작용으로 인한 외모의 변화와 무기력감, 학습 능력의 저하 등으로 열등감에 빠질 위험이 있고, 장기적으로는 우울, 대인관계 회피, 건강염려증이 생길 수 있습니다. 이런 점에 유의하면서 아동의 정신건강을 지켜 나가야 합니다.

특히 뇌종양 치료를 받은 환자는 인지기능에 장애가 생길 수 있으므로 복학 전에 신경심리검사를 통해 현재의 인지기능 수준을 평가하는 것이 필요합니다. 인지기능이 떨어진 영역이 있다면 특수교육으로 보완하는 게 좋습니다. 소아암 생존자 클리닉에서 아동의 정서적인 부분을 포함한 종합적 평가를 받는 일도 필요합니다. 소아와 청소년은 우울이나 불안이 주의력 결핍과 난폭한 행동으로 표출될 수 있습니다. 필요에 따라 정신건강의학과의 도움을 받으십시오.

소아암 환자의 부모들은 나이가 비교적 젊습니다. 아직 경제적, 사회적 기반이 탄탄하지 않은 가운데 가족의 위기에 대처해 나가야 합니다. 환아를 돌보는 일을 최우선으로 삼기 때문에 다른 가족의 희생이 크며, 그들은 소외감이나 열등감, 죄책감, 분노, 절망감, 우울, 불안 등의 감정을 느끼기 쉽습니다. 특히 환아의 형제들은 부모의 관심을 빼앗긴 데 대해 소외감과 질투심을 느낄 수 있으니 대화를 통해 잘 이해시켜야 합니다. 암이 회복되는 시기에는 가족 전체의 상처가 치유될 수 있도록 서로 관심을 많이 보여야 합니다.

98. 시아버지께서 3년 전 폐암 수술을 받았는데 얼마 전 다른 쪽 폐에 재발했습니다. 연세가 많아서 항암치료는 않기로 하고 호스피스 입원을 기다리고 계십니다. 통증도 심하지 않고 호흡곤란도 별로 없는 등 전반적인 신체 상태는 아직 괜찮습니다. 하지만 말씀이 적어지고 식사도 잘 드시지 않습니다. "내가 빨리 죽어야 될 텐데"라는 말을 반복하시면서 가끔 아파트 베란다 아래를 물끄러미 내려다보시는데, 그럴 때마다 혹시나 하는 생각에 불안해집니다.

우울증은 암 투병 어느 시기에도 생길 수 있지만 임종을 앞둔 말기암 환자에게 특히 많이 나타납니다. 사람들은 흔히 '임종이 가까운 환자라면 우울증이 생기는 게 당연하다'고 생각하는 경향이 있습니다. 하지만 말기의 우울증도 환자에게는 매우 고통스러운 것인 만큼 방치되어서는 안 되며 적극적으로 치료하는 것이 좋습니다. 여명이 얼마 남지 않은 우울증 환자에게는 항우울 효과가 있는 정신자극제가 효과도 빠르고 부작용도 적어서 많이 처방됩니다.

말기 환자이니 절망감이야 어쩔 수 없지 않겠느냐고 방관만 할

게 아니라 희망을 버리지 않도록 지지해 주는 노력이 필요합니다. 기적적으로 회복할지도 모른다는 희망보다는 의료진이 끝까지 돌봐주리라는 희망, 증상 조절이 가능하다는 희망, 품위 있는 죽음을 맞을 수 있다는 희망을 갖도록 해야 합니다.

99. 유방암 2기 진단을 받은 주부입니다. 현재 항암치료 중이고 다음 달에 수술을 받을 예정입니다. 연년생인 중학생 자녀가 둘 있습니다. 엄마가 암에 걸렸다는 사실을 알면 사춘기인 아이들이 충격을 받을까봐 아직 이야기를 못하고 있습니다. 어떻게 말을 꺼내면 좋지요?

자신이 암에 걸렸다는 사실을 가족이나 주위 사람들에게 알리는 것은 쉬운 일이 아닙니다. 그 중에서도 어린 자녀들에게 엄마가 암에 걸렸음을 말하는 일은 훨씬 더 어렵습니다. 하지만 알리지 않으면 더 복잡한 문제들이 생기게 됩니다. 아이들은 이미 집안의 무거운 분위기 때문에라도 어느 정도 눈치를 채고 있을 터입니다. 계속 침묵하며 불필요한 오해를 불러일으킬 수 있습니다. 서로 웬만큼은 알고 있으면서도 눈치를 보며 쉬쉬 언급을 피하는 경우가 많은데, 이것은 좋지 않은 의사소통 방식입니다.

중학생이면 암이라는 질병과 죽음의 문제를 충분히 이해할 수 있는 나이입니다. 편안한 분위기에서 가능한 한 직접적으로 설명을 해주십시오. 엄마가 암에 걸린 것이 자신들이 속을 썩인 탓이라는 식의 자책을 하지 않도록 안심시켜 주십시오. 암은 가족의 질병입니다. 가족 구성원 전부가 협력해서 헤쳐 나가야 합니다. 아이들도 투병에 참여하도록 하십시오. 아이들은 그런 상황에 의외로 잘 적응하는 편입니다. 혹시라도 아이들이 주의가 산만해지거나 우울해 하는 모습이 보인다면 주치의와 상의하십시오.

100. 제 어머니는 젊은 시절에 고부갈등으로 스트레스를 많이 받았다고 합니다. 몇 년간 우울증 치료를 받은 적도 있습니다. 지금은 다 나았다지만 신경이 예민하고 마음이 약한 편입니다. 그런데 지난달에 뜻하지 않게 폐암 진단을 받았습니다. 아직 본인은 모르십니다. 암이라는 것을 아시게 되면 그 충격으로 금방 돌아가실 것 같습니다. 예순이 넘으셨으니 수술과 항암치료를 견뎌내실 수 있을지도 걱정입니다. 주치의는 병명을 알려드려야 한다고 하지만 망설이게 됩니다.

과거에는 암을 죽음과 동일시했기 때문에 사형선고에 빗댄 '암선고' 라는 말이 흔히 쓰였습니다. 하지만 의학이 발달한 요즈음, 암은 하나의 질병일 뿐입니다. 다양한 치료법이 존재하고, 설령 말기암이라 하더라도 호스피스와 같은 돌봄이 가능합니다. 따라서 암 진단을 본인에게 알리는 것은 당연합니다. 환자에게 진실을 알리지 않는 것은 알 권리를 박탈한다는 의미에서 윤리적으로도 온당치 않습니다. 대부분의 환자가 통보 직후에 심리적으로 큰 충격을 받기는 해도 차차 새로운 상황에 적응하게 마련입니다. 현대 의료에서 환자의 동의와 참여 없이는 치료를 진행하기가 어렵습니다.

가족을 통해 간접적으로 전하기보다는 주치의가 환자에게 직접 알려드리는 것이 가장 좋습니다. 의료계에서도 '나쁜 소식 전하기'와 관련된 의료커뮤니케이션 교육이 중시되고 있습니다. 나쁜 소식을 전하는 과정에서 환자의 감정을 잘 배려하면 그가 겪을 정신적 고통을 최소화하고 적극적인 협력을 이끌어낼 수 있습니다. 우울증 같은 정신건강의학적 질환의 전력이 있는 환자의 경우, 사실을 알린 후의 반응을 잘 관찰하면 설사 증세가 재발하더라도 조기에 발견하여 어렵지 않게 치료할 수 있습니다.

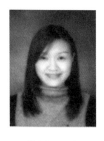

국도희

물리치료사
現 국립암센터 지원진료센터 재활의학클리닉

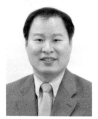

김대현

마취통증의학과 전문의
現 국립암센터 지원진료센터 통증클리닉

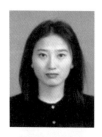

김민영

간호사
現 국립암센터 폐암센터

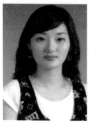

김선영

작업치료사
現 국립암센터 지원진료센터 재활의학클리닉

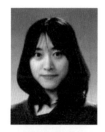

김소영

임상영양사
現 국립암센터 임상영양실

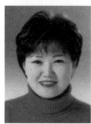

김숙경

수간호사
現 국립암센터 대장암센터

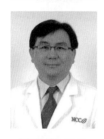

김종흔

정신과 전문의
現 국립암센터 지원진료센터 정신건강클리닉

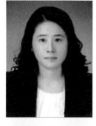

김현주

물리치료사
現 국립암센터 지원진료센터재활의학클리닉

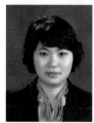

박선아

간호사
現 국립암센터 감염관리실

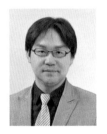

박종혁

암정책지원과
現 국립암센터 암관리사업단

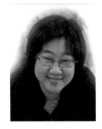

박희정

수간호사
現 국립암센터 위암센터, 전립선암센터

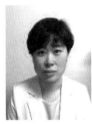

백선화

수간호사
現 국립암센터 소아암센터, 특수암센터

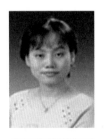

안승희

수간호사
現 국립암센터 위암센터

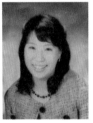

유은승

임상심리사
現 국립암센터 정신건강클리닉

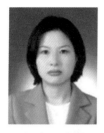

이건숙

수간호사
現 국립암센터 유방암센터

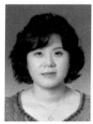

이광미

수간호사
現 국립암센터 조혈모세포이식실

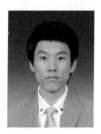

이석현

물리치료사
現 국립암센터 지원진료센터 재활의학클리닉

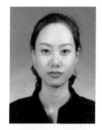

이진홍

수간호사
現 국립암센터 폐암센디

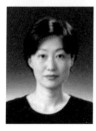

전미덕

수간호사
現 국립암센터 간호부

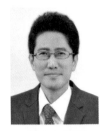

정승현

재활의학전문의
現 국립암센터 지원진료센터재활의학클리닉

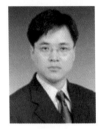

정영종

물리치료사
現 국립암센터 지원진료센터재활의학클리닉

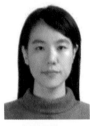

조현정

가정의학전문의
現 국립암센터 지원진료센터 가정의학클리닉

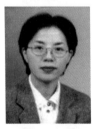

최은숙

수간호사
現 국립암센터 폐암센터

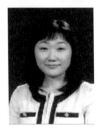

홍용은

간호사
現 국립암센터 간호부

암환자의 증상 관리와 재활 100문100답

초판 1쇄 인쇄	2014년 1월 24일
초판 1쇄 발행	2014년 1월 29일

지은이	지원진료센터
펴낸이	이진수
펴낸곳	국립암센터 NATIONAL CANCER CENTER
등록일자	2000년 7월 15일
등록번호	일산 제 116호
주소	경기도 고양시 일산동구 일산로 323번지
출판	031)920-0808
관리	031)920-1375
팩스	031)920-1959

대표 전화	15888-110
국가암정보센터	1577-8899
진료 예약	031)920-1000
임예방검진센터	031)920-1212
홈페이지	www.ncc.re.kr

ISBN 978-89-92864-23-7 03510